Sw 5/10   6/16

# Bella a cualquier edad en forma natural

# Bella a cualquier edad en forma natural

## Plan de salud y belleza

## Anita Guyton

Traducción
Luz Amorocho

GRUPO
EDITORIAL
**norma**

Barcelona. Bogotá, Buenos Aires, Caracas,
Guatemala, México, Miami, Panamá, Quito, San José,
San Juan, Santiago de Chile.

Edición original en inglés:
AGELESS BEAUTY THE NATURAL WAY.
de Anita Guyton
Una publicación de Thorsons,
a Division of HarperCollins Publishers Ltd.,
77-85 Fulham Palace Road,
Hammersmith, London W6 8JB
Copyright © 1993 Anita Guyton.
Anita Guyton asserts the moral right to be identified
as the author of this work.

Copyright © 1995 para todos los países de América Latina
por Grupo Editorial Norma S. A.
Apartado Aéreo 53550, Bogotá, Colombia.
Reservados todos los derechos.
Prohibida la reproducción total o parcial de este libro,
por cualquier medio, sin permiso escrito de la Editorial.
Primera reimpresión, 1995
Impreso por Carvajal S. A. — Imprelibros
Impreso en Colombia — Printed in Colombia
Mayo, 1995

Dirección editorial, María del Mar Ravassa G.
Edición, Juan Fernando Esguerra y Patricia Torres Londoño
Diagramación, Carmen Elisa Acosta
Fotografía de cubierta, Hellen Karpf

ISBN 958-04-2837-9

*Para Federico, con amor*

# Contenido

## PRIMERA PARTE
## *Vitalidad interna a cualquier edad*

# Introducción

Generalmente, la edad se mide dentro de límites cronológicos; pero los años tienen muy poco que ver con la edad considerada desde el punto de vista biológico.

Es difícil determinar con exactitud cuántos años ha cumplido una persona, pero lo que es fácilmente reconocible es el conjunto de signos que generalmente se relacionan con la edad avanzada. La piel envejecida acusa una disminución de los aceites naturales, un decrecimiento de la reproducción de las células y la pérdida tanto de elasticidad como de grasa subcutánea. Estos síntomas por lo general van acompañados de encanecimiento, fragilidad y adelgazamiento del cabello, al igual que por desgaste muscular, lo que se traduce en mala postura.

Sin embargo, los primeros cambios relacionados con la edad ocurren en forma prematura. Johan Bjorksten, famoso por sus investigaciones sobre la edad, señala que la duración de la vida de una persona puede alcanzar un máximo de ciento cincuenta y siete años. Si eso es cierto, entonces la razón por la cual nos estamos quedando cortos en ochenta o más años es que las células se están degenerando y muriendo con demasiada rapidez.

El proceso de envejecimiento varía de persona a persona. En algunas mujeres estos cambios aparecen bastante pronto, mientras que aquéllas que han adoptado la disciplina de comer alimentos completos, de hacer ejercicio y, en general, de preocuparse por su cuerpo han descubierto que los cambios son difícilmente perceptibles a los cincuenta años de edad, y que muchos de ellos apenas comienzan a notarse a los sesenta o setenta, aunque estos casos sean poco frecuentes.

El envejecimiento no depende de un solo factor sino de la combinación de varios. Obviamente, son muy importantes los factores genéticos, la salud y la determinación de gozar de la vida y de permanecer en actividad tanto mental como físicamente. También es importante una dieta rica en vitaminas y minerales, pues la deficiencia de unas y otros se refleja en un rápido envejecimiento (véanse págs. 63 a 90). El estrés, el hábito de fumar, los baños de sol regulares, el no usar humectantes y el beber agua del grifo, también aceleran el proceso de envejecimiento. Menos notorios, pero igualmente perjudiciales, son los efectos de los metales pesados y de los contaminantes del aire presentes en el ambiente, en zonas industriales y en obras en construcción. La radiación y todo tipo de contaminantes del medio ambiente se depositan en la atmósfera y producen átomos tóxicos inestables o moléculas conocidas como radicales libres, que ponen en peligro la vida de las células de una piel sana, pues perjudican el proceso de síntesis de las proteínas y reducen la elasticidad de la piel. El resultado es un cutis arrugado y envejecido. No obstante, substancias tales como la pectina, que se encuentra en las manzanas, las naranjas y las toronjas, desalojan los metales pesados, mientras que la vitamina C combinada con la vitamina E y otros elementos nutritivos destruyen los radicales libres y protegen así la piel. Una protección adicional es posible aplicando el protector contra radicales libres (véase pág. 161).

Todos estos factores genéticos, del estado físico y del medio ambiente se combinan para formar el coctel letal apropiado para perjudicar la salud y las funciones de las células ... ¡si uno lo permite! El presente libro proporciona toda la ayuda y los incentivos necesarios para combatir esos efectos, para prevenir los consiguientes signos de envejecimiento y, tal vez, hasta para "devolver el reloj". Una guía sobre calorías y peso ideal va complementada con una variedad de dietas fáciles de seguir, adaptables a las necesidades individuales, con deliciosas recetas llenas de vitaminas. Usted podrá encontrar consejos para la preparación, en casa, de fórmulas de belleza, como la crema limpiadora de girasol para las manos y el tratamiento de miel para debajo de los ojos, las cuales le ayudarán a mejorar la apariencia y también a ahorrar dinero. Hay, además, secretos hasta para tratar problemas especiales que puedan afectar la piel, el cabello, las uñas, las piernas y los pies. Una guía práctica y segura para reducir los niveles de tensión y procurar un sueño tranquilo sin drogas, acompañada de consejos sobre ejercicios, le ayudará a alcanzar una duradera "belleza sin edad", la vitalidad y ¡también a *sentirse* joven!

El envejecimiento puede llegar a ser un problema, pero no necesariamente tiene que serlo. Así que, en vez de preocuparnos, debemos comenzar a hacer algo para ello. Se lo debemos a nosotros mismos y a nuestra familia.

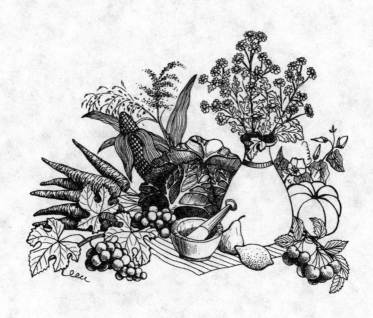

*Vitalidad interna
a cualquier edad*

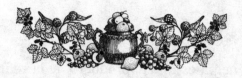

# Alimentos para ser bella a cualquier edad

Los "alimentos y bebidas maravillosos" pueden transformar la dieta inmediatamente y de esta manera depurar el organismo, dar energía renovada, proteger contra las enfermedades y conferir esplendor juvenil. Estos alimentos completos han sido sometidos a procesos mínimos y rebosan de virtudes nutricionales. El agua es también un aliado vital para retardar el proceso de envejecimiento: el aumento de absorción de agua ayuda a eliminar las toxinas del organismo en forma más eficaz y garantiza una adecuada hidratación de las células. Hacia el final de este capítulo usted podrá encontrar algunas tablas sobre proteínas, vitaminas y minerales que le procurarán información detallada sobre sus funciones, fuentes ricas en estos elementos, síntomas de deficiencia de ellos y dosis apropiadas. Estúdielas atentamente, puesto que son dichos minerales, vitaminas y proteínas los que les confieren a estos "alimentos y bebidas maravillosos" ¡ese poder al parecer milagroso!

# Los alimentos maravillosos

## MELAZA NEGRA

La melaza negra es un subproducto de la refinación del azúcar, que suministra calcio, hierro, sodio, cobre, fósforo, potasio y todas las vitaminas del complejo B, incluido el inositol, cuya carencia puede causar estreñimiento, eccema, anomalías de la visión, calvicie y prematuro encanecimiento. Además, contiene más calcio y hierro que la leche y el hígado y es un excelente alimento para las mujeres: a) cuando sufren de anemia y fatiga, b) cuando durante la menopausia la falta de hormonas ováricas causa severas deficiencias de calcio, y c) cuando la falta de elementos nutritivos, y no la edad avanzada, provoca indirectamente la aparición de osteoporosis y de fragilidad ósea. La melaza también ha sido empleada con éxito en la prevención y alivio de la artritis. Se prepara con ella una bebida nocturna maravillosa para aquellos que tienen dificultades para conciliar el sueño. No es raro, pues, que sea además un magnífico embellecedor que, con sus suaves efectos laxantes, limpia el organismo de impurezas mientras lo nutre; el resultado es una piel tersa y sin manchas y un cabello sano.

La mejor melaza es la que no contiene azufre y se obtiene del residuo espeso que deja el proceso de producción del azúcar de caña. La melaza azufrada es sometida a un proceso de blanqueo para hacerla más comercial, pero durante el proceso se destruyen importantes nutrimentos. Hay un concepto erróneo, bastante generalizado, que pretende que el melado negro es sinónimo de melaza; pero aquél es mucho más rico en azúcar que ésta.

Este alimento maravilloso puede sustituir al azúcar o a la miel de abeja en panecillos, tortas, bizcochos y otras recetas. Por otra parte, una cucharadita de melaza, disuelta en media taza de agua y media de leche, transforma una bebida deficiente en hierro en otra rica en ese mineral.

## LEVADURA DE CERVEZA

Aunque antiguamente la levadura sólo se empleaba en la industria cervecera, y de allí su nombre, ahora se produce y se vende específicamente como un complemento de la comida dietética, puesto que la levadura de cerveza contiene diecisiete vitaminas, entre ellas las del complejo B, catorce minerales y dieciséis aminoácidos. Además, es una buena fuente de proteínas: por media taza, suministra 50 gramos de proteínas completas, en comparación con los 20 gramos que, para la misma cantidad, provee el requesón y los 16 gramos de la leche en polvo descremada. Este alimento maravilloso no debe ser confundido con la levadura fresca o con la levadura seca para panadería, que son agentes usados como fermentos en dicha actividad.

Hay pruebas que indican que la levadura de cerveza, tomada diariamente, actúa como protector contra el cáncer del hígado, ayuda a regenerar los tejidos enfermos, fortalece los músculos del corazón y mejora la circulación. Yo la recomiendo también para aquellos que sufren de acné, de piel seca y que tienen problemas con el cabello y la incluyo en un buen número de tratamientos de belleza.

La levadura de cerveza se consigue en tabletas y en polvo, pero la primera forma es más costosa; se calcula que, para satisfacer la dosis recomendada de una cucharada diaria, son necesarias cerca de veinte tabletas.

Las personas que siguen una dieta apropiada y que están tomando levadura de cerveza por primera vez, pueden sentirse indigestas, llenas y "con gases". Esta sensación de llenura es causada por una deficiencia de ácido clorhídrico, necesario para digerir la levadura; pero hay que perseverar. Se puede comenzar por tomar media cucharadita o menos e ir aumentando la dosis gradualmente hasta llegar a una cucharada.

Se puede espolvorear levadura de cerveza sobre los multicereales del desayuno o disolverla en un vaso de leche o de jugo, a fin de asegurar un complemento para estos alimentos. Yo tomo levadura de cerveza con leche enriquecida, la cual contiene una combinación de varios elementos nutritivos, para asegurar una absorción máxima. Esta bebida consiste en levadura de cerveza, leche semidescremada, leche en polvo descremada, melaza negra, germen de trigo, aceite vegetal y otros ingredientes adicionales cuando y en la forma en que se requieran.

## PESCADO Y CONCENTRADOS DE ACEITE DE PESCADO

Durante siglos, el aceite de hígado de bacalao ha sido ingerido como preventivo contra diversas dolencias que van desde la bronquitis hasta el raquitismo, el reumatismo y los desórdenes cutáneos; pero sólo a partir de 1912, con el descubrimiento de las vitaminas, hubo una real comprensión de sus funciones.

Las investigaciones realizadas lo señalaron como una de las más ricas fuentes de las vitaminas A y D, necesarias tanto para los ojos, la piel, los dientes y las encías, como para la absorción del calcio y del fósforo, que son elementos esenciales en la buena salud de huesos, dientes y uñas.

En lo relacionado con la comprensión de las propiedades del pescado, el siguiente paso de importancia se dio hace veinte años, cuando el doctor Hugh Sinclair, autoridad mundial en nutrición, descubrió, mientras estudiaba la dieta de los esquimales de Groenlandia, que la proporción de muertes por enfermedades del corazón sólo llegaba a un octavo de las ocurridas en los Estados Unidos; y que la incidencia del asma, de la diabetes, de la psoriasis y de la artritis reumatoidea también era baja en comparación con lo que ocurría en los demás países de Occidente. Pronto se descubrió que una grasa poliinsaturada llamada ácido eicosapentaenoico (EPA), uno de los tres ácidos grasos del pescado, podía hacer descender la grasa de la sangre y evitar que las células sanguíneas formaran coágulos. Por tanto, una dieta rica en EPA puede reducir el riesgo de los ataques cardiacos.

Los experimentos realizados con aceite de hígado de bacalao en pacientes artríticos han mostrado una reducción notoria en síntomas tales como hinchazón, coyunturas sensibles, dolor y endurecimiento. Así mismo, se ha logrado alivio en afecciones del cabello y de la piel, en eccemas, acnés y particularmente en la psoriasis, introduciendo aceite de pescado en la dieta.

Un volumen excesivo de vitamina D que llegue a niveles de toxicidad ocurre rara vez y puede evitarse tomando cantidades amplias de vitaminas C, E y colina;

no obstante el temor a este efecto es tan grande, que el Consejo Nacional de Investigación recomendó la ingesta de sólo 400 unidades internacionales (dos cucharaditas) diarias, a pesar de la variación de requerimientos para cada individuo. Sin embargo, los estudios llevados a cabo por el doctor Johnston, del hospital Henry Ford, de Detroit, indicaron que adolescentes y adultos, especialmente durante el embarazo y la menopausia, pueden beneficiarse tomando dosis de aproximadamente 4 000 unidades internacionales diarias de vitamina D.

Algunas formas recomendables de cocción del pescado pueden ser al vapor, hervido o a la plancha.

También se puede agregar aceite de hígado de bacalao a la leche, batirla bien y tomarla. Si se respira a través de la boca ¡ni siquiera se percibe el sabor!

Existen igualmente concentrados de aceite de pescado en forma de cápsulas.

## Guía del pescado (fresco) y de los aceites de pescado como fuente de EPA

| | |
|---|---|
| Anchoas | Ricas en EPA en primavera, más bajas en invierno. |
| Aceite de hígado de bacalao | Rico en EPA y en vitaminas A y D. |
| Róbalo | Bajo en EPA. Rico en fósforo y en potasio. |
| Mero | Carne baja en EPA, pero hígado rico en éste. También bastante rico en vitamina B3 y en potasio. |
| Aceite de hígado de mero | Rico en EPA y en vitaminas A y D. |
| Arenque | Rico en EPA y en colesterol y bastante rico en vitaminas B2, B3, B6, |

| | B12 y D, al igual que en fósforo, calcio y potasio. |
|---|---|
| Arenque o salmón ahumado | Rico en EPA. Bastante rico en calcio y en fósforo. |
| Langosta | Rica en EPA y en vitamina A, pero también en colesterol. |
| Caballa | Rica en EPA y en colesterol. Bastante rica en vitaminas B2, B3 y en fósforo y potasio. |
| Sardina mediterránea | Rica en EPA. |
| Camarón | Rico en EPA. |
| Salmón | Mediano en EPA, rico en colesterol y bastante rico en vitaminas B3, B12 y D y en fósforo y potasio. |
| Sardinas | Ricas en EPA. Bastante ricas en vitaminas B2, B3, B12, ácido fólico y vitamina D, y en todos los minerales. |
| Atún | Rico en EPA y bastante rico en vitaminas B6 y B12. |
| Boquerones o sardinetas | Ricos en EPA. |

**Nota:** La lista anterior es sólo una guía aproximada, pues los niveles varían de estación a estación.

## LECHE ENRIQUECIDA

La leche enriquecida es un superalimento en forma líquida, rico en proteínas de alta calidad, en calcio, fósforo, potasio y sodio, bajo en calorías y prácticamente libre de grasas; cuyos ingredientes básicos son 100 gramos (4 onzas) de leche descremada en polvo (no leche instantánea) y 1.16 litros (2 pintas) de leche descremada o semidescremada, mezclados. El resultado es una bebida de sabor cremoso que puede agregarse a los cereales y a otras bebidas y utilizarse para cocinar.

A esta mezcla puede también agregarse un buen número de otros ingredientes, fuentes de salud, tales como: de una cucharadita a cuatro cucharadas de levadura de cerveza (según se esté más o menos acostumbrado a ella, véase la página 21); una cucharada de melaza negra; una cucharada de lecitina; una cucharadita de lactato de calcio; dos cucharadas de germen de trigo y una cucharada de aceite vegetal (exprimido en frío). El alimento líquido resultante suministra la mayor parte de las sustancias nutritivas esenciales, entre ellas toda la gama de las vitaminas B. Esta bebida reconfortante debe saborearse lentamente entre las comidas a lo largo del día y antes de acostarse.

## EL AJO (LA PENICILINA VEGETAL)

Nos guste o nos desagrade, el ajo, con sus altos contenidos de azufre, potasio y fósforo, es un potente germicida, antiséptico y purificador que protege contra las infecciones bacteriales y virales, limpia el organismo de impurezas y neutraliza las toxinas de sustancias que pueden perjudicar las células y acelerar el envejecimiento. Hay investigaciones que demuestran que hace descender el colesterol, con lo cual previene contra la arteriosclerosis, ayuda a la digestión y destierra el mal aliento. Los barros desaparecen cuando se los frota repetidamente con ajo.

Los aficionados al ajo, como yo, lo usan en cualquiera oportunidad para condimentar platos de todas clases, y cuando se frotan las ensaladeras con un diente de ajo, éste les agrega a las ensaladas un delicioso gusto. Naturalmente, no a todo el mundo le agrada ese sabor u olor; en ese caso, se pueden conseguir en las tiendas naturistas cápsulas o aceite de ajo que no tienen sabor ni olor. Si la preocupación mayor es el olor "antisocial", éste se puede contrarrestar mascando una ramita de perejil o bebiendo un vaso de leche después de haber comido ajo.

## LECITINA

Este vocablo, derivado del griego *lékithos*, 'yema de huevo', corresponde a una sustancia natural compuesta de grasa, colina, inositol y ácidos grasos insaturados; que producida por el hígado cuando la dieta es apropiada, desintegra los depósitos de colesterol de las paredes de las arterias y los convierte en partículas tan pequeñas que pueden ser absorbidas por los tejidos, evitando así las enfermedades de las arterias coronarias. También facilita la asimilación de las vitaminas A, D, E y K.

Cuando ocurre un descenso en el suministro de lecitina, el colesterol se adhiere a las paredes internas de las arterias y va acumulándose allí hasta obstruir el paso de la sangre, situación que, si se descuida, puede llegar a ser fatal.

Los médicos recomiendan con frecuencia dietas en las que se restringe o se elimina el consumo de huevos, hígado, leche entera, mantequilla y otras grasas ricas en colesterol; pero los alimentos que contienen colesterol son también aquéllos que contienen lecitina. Sin embargo, ellos pueden aumentar el nivel de colesterol en la sangre sólo cuando las dosis de colina son bajas y la producción de lecitina se encuentra disminuida. Ciertamente, la solución no debe ser privar al organismo de estos alimentos que contienen colesterol y que son necesarios para conservar un sistema nervioso estable y glóbulos sanguíneos sanos, sino reducir la ingestión de alimentos procesados, bajos en lecitina o completamente privados de ella, y comer más yemas de huevo, leche, hígado, corazón, riñones, sesos, granos de soya, semillas de girasol, nueces, aceites vegetales (exprimidos en frío), levadura y germen de trigo, que son buenas fuentes de lecitina.

La lecitina en forma granulada (las cápsulas contienen demasiado poca para ser eficaces), extraída de granos secos de soya y tomada diariamente, bien sea rociando dos cucharaditas de ella sobre *muesli* o sobre las ensaladas, o agregándosela al yogur o a la leche enriquecida, ayuda a mantener un corazón y un sistema nervioso saludables, buena vista y hermosos cabello y piel.

Otra agradable manera de tomar lecitina es en forma de crema de soya.

### Crema de soya

*570 ml de leche de soya*
*285 ml de aceite de soya*
*miel (opcional)*

Ponga la leche en un recipiente y vierta el aceite gota a gota en forma continua hasta obtener la consistencia deseada. Si se quiere que quede tan espesa como la crema sencilla, hay que usar menos aceite, y, en cambio, más para doble crema o crema espesa. Si gusta, agréguele miel.

Es poco probable tomar una crema rica en lecitina como ésta — y aun la artificial — con la frecuencia deseada, pero una buena manera de ingerir lecitina a diario es en forma de mantequilla de soya.

## *Mantequilla de soya*

*1 cucharada de harina de soya*
*285 ml de aceite de soya*
*140 ml de agua*

Mezcle el agua y la harina. Coloque la mezcla en una cacerola y cocínela a fuego lento hasta que se espese. Póngala en un recipiente y agregue el aceite poco a poco, batiendo continuamente hasta obtener una pasta suave. Úsela sobre el pan en vez de mantequilla corriente.

# HÍGADO

El hígado crudo puede parecerles poco apetitoso a los escrupulosos, pero si se cocina en forma apropiada, y esto significa cocerlo muy poco, es delicioso. Sólo el hígado demasiado cocido, que queda como un pedazo de cuero, es impasable. Es muy importante tratar de gustar de él, pues pocos alimentos proporcionan tal cantidad de sustancias nutritivas por tan bajo precio. Consumirlo es descubrir un tesoro de proteínas y de minerales, principalmente hierro; también contiene una cantidad apreciable de vitaminas A, B1, B2, B6, B12, C y D.

Los elementos nutritivos del hígado nos ayudan a protegernos contra la acción de las sustancias tóxicas, como, por ejemplo, del envenenamiento con insecticidas químicos. En efecto, los médicos capacitados e interesados en la nutrición humana lo prescriben como un suplemento en la dieta de pacientes que han sufrido envenenamiento con insecticidas. Por su riqueza en hierro, también es eficaz en el tratamiento de la anemia perniciosa y para eliminar la fatiga. Además, reduce el estrés y cura las células lesionadas, lo que es vital si uno quiere permanecer saludable y juvenil.

En el Instituto Sloan Kettering para la Investigación sobre el Cáncer, de Nueva York, se realizaron experimentos que demostraron cómo las ratas alimentadas con grandes cantidades de hígado seco quedaban inmunizadas contra el cáncer producido artificialmente, a la vez que otras tratadas en forma similar, pero privadas de la ración de hígado, morían en cuestión de días.

Al estudiar los tratamientos del doctor Frederick Steigmann, en Estados Unidos, a pacientes que sufrían de graves enfermedades del hígado, y en cuyas dietas habían sido introducidos extracto de hígado crudo y otras mejoras nutricionales, se observó una reducción de dos tercios en la proporción de muertes. El señor Paul de Kruif, en "Su hígado es su vida" (*Readers's Digest*, enero de 1958), comenta: "Si el tratamiento nutricional de la cirrosis avanzada se ha mostrado tan poderosamente curativo, ¿por qué no utilizarlo para proteger el hígado cuando sus células aún están normales? Si se le suministran al hígado los nutrimentos necesarios para su desempeño, sus células se cuidarán por sí mismas. Los suplementos alimenticios agregados a una buena dieta pueden servir tanto como aquéllos usados en tratamientos de hígados enfermos, aunque actúan con menor intensidad y son menos caros".

Las mejorías obtenidas en el hígado se reflejan externamente, como es obvio, en la manera como nos sentimos y nos mostramos. En efecto, no hay mejor embellecedor cuando se trata de una piel tersa y de un cabello saludable.

No se debe tomar este superalimento en proporciones demasiado altas o con demasiada frecuencia. Una manera de asegurar su ingestión regular es en forma de hígado desecado a bajas temperaturas con el fin de conservar sus propiedades terapéuticas. Se puede obtener en polvo o en tabletas.

## Escaramujo (fruto de la rosa silvestre)

Como todo jardinero sabe, los escaramujos son esas frutillas atractivas, de color anaranjado rojizo, que aparecen en las ramas de la *Rosa canina*, la *Rosa rugosa* y la *Rosa rubiginosa*, después de florecidas.

Durante la segunda guerra mundial, cuando la escasez de frutas frescas ocasionó una grave deficiencia de vitamina C en los niños, los nutricionistas descubrieron que los escaramujos eran cuatro veces más ricos en vitamina C que el casís, veinte veces más ricos que las naranjas, y sesenta veces más ricos que los limones. Como resultado de estos descubrimientos, se recolectaron cientos de toneladas de ellos con el fin de fabricar jarabe de escaramujo. Aún ahora se produce comercialmente ese líquido rojo y pegajoso. También se emplea la vitamina C sintética, conocida como ácido ascórbico, pero no es comparable, desde el punto de vista nutricional, con la vitamina C natural que se encuentra en las frutas frescas.

El escaramujo, aparte de ser un potente generador de vitamina C, contiene vitaminas A, B1, B2, E, K y P, además de hierro, calcio y fosfatos. En infusión, actúa como diurético y como tal ayuda a mantener los riñones sanos. Naturalmente, también les sirve a aquellos que desean adelgazar. Por otra parte, con el escaramujo también se pueden preparar purés, sopas, mermeladas y compotas. Pocas personas tienen el tiempo, la paciencia o la inclinación para ponerse a confeccionar su propio jarabe de escaramujo; pero aquellos que quieran ensayar van a encontrar que vale la pena hacerlo.

## *Jarabe de escaramujo*

*450 g de escaramujos*
*2.5 l de agua (caliente, pero no hirviendo)*
*550 g de azúcar*

Lave los escaramujos cuidadosamente en agua fría. Desmenúcelos utilizando un rallo de cocina grueso. Ponga la pulpa de fruta en una cacerola esmaltada o en una de acero inoxidable (no use cacerolas de aluminio, porque destruyen la vitamina C y decoloran la fruta), agregue 1.7 litros de agua caliente, cúbrala y póngala a hervir. Pasados quince minutos, retire el recipiente del fuego y pase el contenido a través de una media de nailon limpia o de un colador de tela, de tal manera que el líquido se filtre lentamente dentro de un tazón limpio colocado debajo. Una vez allí, devuélvalo a la cacerola, agregue 850 ml de agua caliente, revuelva y déjelo reposar por otros quince minutos. Repita el proceso de colado al menos dos veces más, hasta que ya no queden pelillos en el líquido, porque pueden irritar el estómago. Después de colarlo por última vez, páselo a otra cacerola limpia, esmaltada o de acero inoxidable, póngalo a fuego lento y déjelo hervir suavemente hasta que quede reducido más o menos a la mitad. Por último, agregue el azúcar, hierva por cinco minutos más, y luego eche el líquido en frascos limpios. Séllelos y guárdelos en un sitio fresco y oscuro.

## Té de escaramujo

*3 cucharadas de escaramujos*
*1.7 l de agua (caliente pero no hirviendo)*
*miel (opcional)*

Lave cuidadosamente las frutas y déjelas remojando en agua durante la noche. Doce horas después, escúrralas y échelas en una cacerola esmaltada o de acero inoxidable, agregue toda el agua, cubra y ponga el contenido a hervir a fuego lento por treina y cinco o cuarenta minutos. Luego, retírelo del fuego y, cuando esté suficientemente frío como para beber, sírvase un vaso lleno y agréguele miel, si lo desea. Esta tisana es una manera deliciosa y simple de protegerse contra los resfriados durante el invierno.

## Puré de escaramujo

*1 kg de escaramujos*
*1.15 l de agua*

Lave y acondicione las frutas de la misma manera que lo hizo para el té. Vierta el agua sobre ellas, cubra, hágalas hervir, y déjelas a fuego lento durante veinte minutos más o menos, hasta que estén bastante tiernas. Exprímalas y páselas por un tamiz fino con la ayuda de una cuchara de madera y luego cuélelas dos veces más, según el procedimiento descrito en la receta del jarabe. El resultado es un

delicioso puré apropiado para acompañar el pescado, las aves y una gran variedad de platos de carne
y pasta. Enriquezca la leche y los zumos de frutas
con una cucharada llena de este extracto rico en vitamina C.

## SEMILLAS

Las semillas son esos embriones de vida pletóricos de
sustancias nutritivas que producen y mantienen una
nueva vida. La gente ha comido semillas desde el principio de los tiempos. Según el Génesis, capítulo 1, ver-
sículo 29: "Dijo también Dios: He aquí que os doy
cuantas hierbas de semilla hay sobre el haz de la tierra,
y cuantos árboles producen fruto de semilla, para que
todos os sirvan como de carne".

En efecto, las semillas, como la carne, son ricas en
proteínas y contienen muchos aminoácidos, pero, como sucede con muchos alimentos de semillas, origina-
dos en frutas o en verduras, carecen de algunos de los
aminoácidos esenciales que el organismo necesita para
formar los huesos, la sangre, el pelo y para llenar otros
requerimientos proteínicos. Éstos sólo se obtienen
cuando las semillas van combinadas con legumbres,
queso o platos a base de cereales. Además de los aminoácidos con los que se fabrican las proteínas, las semillas son una excelente fuente de vitaminas y minerales,
y algunas incluso contienen hormonas.

La vitamina A, soluble en grasa, esencial para resis-
tir las infecciones y para la salud de los ojos, de la piel,
del esmalte de los dientes y de las membranas mucosas,
está presente en muchas semillas. La forma en que las
semillas encapsulan sustancias beneficiosas permite
que las vitaminas B, en las cuales son ricas, permanez-

can más frescas y potentes por más tiempo que las que se consiguen en las verduras. Depositada en el seno del ácido graso de la semilla existe una buena fuente de vitamina E, cuya deficiencia produce anemia y envejecimiento prematuro.

Alimentos tales como las frutas y las verduras, generalmente ricos en vitaminas, son bajos en fósforo. Las semillas, en cambio, contienen este mineral en cantidades apreciables, con lo cual le facilitan al organismo la utilización del calcio en el mantenimiento de huesos y dientes sanos y en la digestión de las proteínas. Otros minerales presentes en las semillas son el potasio, el magnesio, el hierro y el zinc.

## Semillas de girasol

En la Rusia zarista, les asignaron a los soldados lo que llamaron ración de hierro, que consistía solamente en semillas de girasol. Más de cuarenta años después, el Departamento de Agricultura de los Estados Unidos calculó que el contenido proteínico de las semillas de girasol estaba a un nivel más alto que el de cualquiera otra semilla, y casi a la altura del de un bistec, lo que, en efecto, constituye una recomendación, ¡habida cuenta de las grandes cantidades de bistec que se consumen en ese país!

Se ha encontrado que estas semillas empapadas de sol, alguna vez descritas como "una lamparita de sol dentro del sistema digestivo", cuando se comen diariamente, benefician el sentido de la vista tanto porque mejoran la visión como porque las sustancias ingeridas actúan como cortina contra los rayos solares. Además se ha dicho que alivian la artritis y el estreñimiento y que reducen la presión sanguínea y los problemas circulatorios.

"Merendar" con semillas de girasol tiene el efecto calmante de la nicotina sin la adicción o los peligros del tabaco, porque contienen vitamina B, calcio y aceites esenciales, los cuales poseen facultades sedantes.

Las semillas de girasol pueden agregarse al *muesli* y a las mezclas para el desayuno que contengan granos y frutas secas. Una mezcla de semillas de girasol, de ajonjolí y de calabaza en iguales proporciones, molida en una licuadora, es una proteína completa con la que uno puede rociar las sopas (inmediatamente antes de servir), los cereales, el yogur y los postres.

### *Puré de semillas de girasol*

*50 g de semillas de girasol lavadas*
*570 ml de agua*

Ponga los ingredientes en la licuadora y licue hasta que el contenido esté blando y bien mezclado. Este nutritivo puré, con su delicioso sabor a nueces, puede agregarse a la leche pura o a leches batidas de frutas frescas.

## Semillas de ajonjolí

Consideradas como símbolo de inmortalidad, las semillas de ajonjolí fueron unas de las primeras que el hombre cultivó. En el Oriente Medio, una pasta cremosa hecha con semillas de ajonjolí, llamada tahini, es parte esencial de la dieta corriente. Como las semillas de girasol, las semillas de ajonjolí son ricas en proteínas, aceite, vitaminas y minerales, pero sobre todo son un tesoro por su contenido de calcio. Media taza de semillas de ajonjolí contiene 580 mg de calcio, mientras que la misma cantidad de leche (entera) contiene sólo 285 mg, y las semillas de girasol solamente 60 mg. Otro aspecto particularmente interesante es su alto contenido de lecitina, que ayuda a desintegrar las grasas y los depósitos de colesterol, potencialmente peligrosos, que se encuentran en las paredes de las arterias.

Tanto al natural como tostadas o germinadas, las semillas de ajonjolí constituyen una satisfactoria merienda entre comidas; yo siempre las incluyo en mis ensaladas. También se las puede mezclar con frutas frescas y miel para obtener un postre saludable.

### Leche de ajonjolí

*50 g de semillas de ajonjolí (lavadas)*
*285 ml de agua*
*285 ml de leche*
*1 cucharadita de miel*

Ponga todos los ingredientes en la licuadora y licue hasta que el contenido esté fluido. Esta bebida cremosa, con su leve sabor a almendras, ¡es una delicia!

## Semillas de calabaza

Las semillas de calabaza son para los húngaros, los búlgaros y los ucranianos lo que las semillas de girasol para los rusos: una fuente de elementos nutritivos preparados por la naturaleza. Esos pueblos saben que las semillas de calabaza también ayudan a preservar la glándula prostática y, por tanto, la potencia masculina. Investigaciones llevadas a cabo por el doctor W. Devrient, de Berlín, confirmaron que estas semillas contienen la hormona de una planta que ejerce una acción regenerativa, vigorizante y vitalizadora en la producción hormonal masculina. Las semillas de calabaza son semejantes en su composición a las de girasol y a las de ajonjolí, pero son más ricas en hierro y en zinc.

Uno puede rociar con ellas, bien sea enteras, molidas o germinadas, los pasabocas, el *muesli*, los postres, las ensaladas y los platos de cereales y verduras.

## GERMEN DE TRIGO

El germen de trigo es el alimento de salud-con-belleza por excelencia del cual nunca me privo. Lo que lo hace tan especial es que, a diferencia del salvado o de las hojuelas de trigo, el germen es el embrión vital de la planta, rico en todas las vitaminas B, en vitamina E, en hierro, magnesio, cobre, manganeso, calcio y fósforo. Además, es una buena fuente poco costosa de proteínas completas, que contiene los ocho aminoácidos esenciales, indispensables para mantener la vida. Media taza de germen de trigo contiene más proteínas que 125 gramos de carne magra, o de pescado, o de ave, y cuatro veces más que las que se encuentran en un huevo, y su costo es apenas una fracción del de esos alimentos.

Se cree que las sustancias nutritivas que el germen de trigo contiene son rejuvenecedoras y ayudan a regenerar el tejido de la piel, a sanar las cicatrices antiestéticas y a combatir la fatiga y la anemia; pero además es un notable alimento de belleza para curar la acné y las manchas de la piel y para estimular el crecimiento de un cabello fuerte y sano.

Mi fe en el germen de trigo quedó confirmada después de la muerte repentina de un pariente cercano, hace veinte años. El choque fue tan grande, que mi cabello, siempre largo y abundante, quedó tan terriblemente desgreñado que tuvieron que cortarme masas de pelo enmarañado, hasta que lo único que quedó de él fue un poco de mechones cortos. Para ayudarme a recuperar la salud y el cabello, incluí germen de trigo en mi alimentación diaria, y el efecto fue notable. En tres meses, el estado del pelo había mejorado en forma increíble, y apenas en seis meses estaba más grueso y había crecido cerca de doce centímetros, lo que es muy superior al promedio corriente, que es de más o menos siete centímetros para un tiempo igual.

El germen de trigo crudo empacado al vacío es el mejor. No sólo es más eficaz, sino mucho más barato que el procesado. Como todos los alimentos frescos de alto valor nutritivo, debe conservarse refrigerado para mantenerlo "dulce" y en las mejores condiciones.

Este sabroso y nutritivo alimento puede rociarse sobre las ensaladas y los postres, o agregarse al *muesli* y a las sopas, a los estofados y cazuelas inmediatamente antes de servirse. Empleando una licuadora eléctrica, se pueden confeccionar deliciosas bebidas fortificantes con medio litro de leche o de zumo de frutas, media taza de germen de trigo, un banano o unas cuantas fresas u otra fruta similar. Se pueden preparar maravillosos panecillos, tortas y panes sustituyendo en la receta la cantidad de 50 a 100 gramos de harina por germen de trigo.

# YOGUR

Resultado del cultivo de leche fermentada mediante la acción de una bacteria que produce ácido láctico, el yogur ayuda a la absorción del hierro y del calcio y contiene vitaminas B2 y B3 en cantidades abundantes, junto con otras vitaminas y proteínas, en una forma que facilita la absorción. La saludable bacteria del yogur controla las bacterias putrefactoras del tracto intestinal, y de este modo lo mantiene limpio. Se cree que el verdadero yogur, conocido como "la leche de la vida eterna", es el secreto del vigor juvenil y de la longevidad de los búlgaros, que llegan a edades muy avanzadas.

Un delicioso yogur, mi preferido, no contiene azúcar artificial y cuesta mucho menos que los de marcas comerciales. La receta es la siguiente:

### *Yogur casero*

*225 g de leche en polvo descremada*
*1 lata grande de leche evaporada*
*1.15 litros de agua*
*3 cucharadas de yogur (comercial o de residuos*
*del hecho en casa)*

Sirviéndose de una licuadora o de una cuchara de madera, mezcle todos los ingredientes hasta que la mezcla quede fluida. Viértala en jarros y colóquelos en una yogurera o en un recipiente amplio con agua tibia que llegue hasta el tope de los jarros, y deje hervir suavemente a fuego lento. Otra solución sería colocar un tazón de la mezcla sobre una olla con agua cuya temperatura constante sea de 40°C. Déjela allí durante cuatro horas o hasta que tenga una consistencia cremosa. Será necesario dejarla por más tiempo si la temperatura desciende.

El yogur puede agregarse a las sopas inmediatamente antes de servirlas (cocerlo destruye las bacterias benéficas), o utilizarse en salsas para ensaladas o para regar sobre las papas con pellejo, o combinado con frutas frescas, o simplemente tomarlo solo.

# *Las bebidas maravillosas*

## JUGOS DE FRUTAS Y VERDURAS

Los jugos de frutas y de verduras tienen la reputación de que poseen propiedades curativas y de que contribuyen a mantener un buen estado de salud. Todavía no se ha llegado a entender completamente, de acuerdo con estudios ortodoxos sobre nutrición, por qué beber jugos frescos sirve para aliviar y tratar con éxito la hipertensión, las enfermedades de los riñones, el corazón y la circulación, el reumatismo, la diabetes, las úlceras pépticas, la colitis y los desórdenes intestinales, cutáneos y de los ojos. También se cree que retardan el envejecimiento, y los especialistas en nutrición los recomiendan para prevenir el cáncer.

Los jugos frescos y crudos contienen enzimas vitales que, junto con las vitaminas, los minerales y los elementos residuales son absorbidos y asimilados rápidamente en cantidades que sería difícil de absorber y asimilar en otra forma.

Quien tenga una actitud escéptica acerca de las cualidades revitalizadoras de los jugos, debe tener en cuenta el caso del doctor Norman W. Walker, quien, como uno de los pioneros exponentes de este principio y habiendo estudiado el tema por más de cincuenta años, escribió:

> *Toda planta, verdura, fruta, nuez o semilla cruda, en su estado natural, está compuesta de átomos y moléculas. Dentro de estos átomos y moléculas residen los elementos vitales que conocemos como enzimas. Las enzimas ¡no son cosas o substancias! Son el principio vital que se encuentra dentro de los átomos y dentro de las moléculas de toda célula viviente.*

> *Las enzimas de las células del cuerpo humano son exactamente iguales a las de los vegetales, y cada uno de los átomos del cuerpo humano tiene su correspondiente afinidad con los átomos de los vegetales. En consecuencia, cuando hay necesidad de que ciertos átomos reconstruyan o reemplacen algunas células del cuerpo, intervendrá una especie de atracción magnética que arrastrará hacia dichas células el tipo y la calidad exactos de elementos atómicos provenientes de los alimentos crudos que consumamos.*

> *En efecto, cada una de las células de la estructura de nuestro cuerpo y cada una de las células de los alimentos naturales están infundidas y animadas por esa vida silenciosa que se conoce con el nombre de enzimas. Sin embargo, esta especie de atracción magnética ¡sólo se consigue en moléculas vivas! Las enzimas son muy sensibles a toda temperatura mayor de 130*

*grados Farenheit [54.5 grados centígrados]. A esta temperatura mueren. Y la comida que haya sido cocinada a mayor temperatura que 130 grados Farenheit estará sujeta a la sentencia de muerte de sus enzimas, y no será más que comida muerta.*

*Naturalmente, la materia muerta no puede desempeñarse como los organismos vivos. Por tanto, los alimentos que hayan sido sometidos a temperaturas mayores que 130 grados Farenheit habrán perdido su valor nutricional vital. Mientras este tipo de comida pueda actuar, y en efecto actúe, para sostener la vida del organismo humano, lo hará provocando una progresiva degeneración de la salud, de la energía y de la vitalidad.*

El doctor Walker, quien sufrió de neuritis (inflamación de los nervios), enfermedad extraordinariamente dolorosa, se curó comiendo alimentos crudos y bebiendo jugos frescos todos los días. Vivió una vida larga y activa y murió, libre de dolores y enfermedades, a los 109 años de edad, en 1986. Naturalmente, una vida tal es prueba suficiente del milagro de los jugos crudos.

Para preparar los jugos, se deben seleccionar siempre las verduras y frutas más frescas. Para aprovechar todos los nutrimentos, hay que lavarlas o fregarlas bajo el agua fría y corriente, partirlas y ponerlas en la licuadora, cubrirlas con agua, licuarlas y beber el jugo lentamente inmediatamente después que esté listo. Se puede experimentar con diferentes combinaciones hasta encontrar las que mejor se adecuen a los gustos y a las necesidades de cada cual. Verdaderamente, hacerlo ¡es muy divertido!

## JUGOS DE VERDURAS

### Remolacha

Esta verdura es un buen estimulante de la producción de glóbulos rojos, mejora la calidad de la sangre y es recomendable en casos de anemia. También es un excelente depurador, especialmente del hígado y de los riñones. La remolacha tierna, sin pelar y licuada constituye una atractiva y opulenta bebida de color vino tinto, pero cuyo sabor está lejos de ser agradable; por eso debe agregarse, en pequeñas cantidades, a otros jugos de frutas o verduras.

*Buenas combinaciones:*
* 1 parte de remolacha y 2 partes de zanahoria
* 2 partes de remolacha, 8 partes de zanahoria y 3 partes de pepino cohombro
* 1 parte de remolacha y 2 partes de piña

### Repollo

Con él se puede preparar un jugo verde claro de sabor bastante fuerte que resulta mejor cuando se combina con el jugo de otros vegetales. Limpia el tracto intestinal y es eficaz para tratar el estreñimiento y las úlceras estomacales. Tomar unos sorbos de este jugo antes de las comidas es una buena manera de regular el apetito. Contiene vitaminas B1, B3, ácido fólico, vitamina C y potasio en grandes cantidades.

*Buenas combinaciones:*
- 3 partes de repollo y 2 partes de zanahoria
- 3 partes de repollo y 1 parte de tomate
- 2 partes de repollo, 4 partes de zanahoria y 2 partes de lechuga

## Zanahoria

El jugo de zanahoria, especialmente rico en vitaminas A, B3, ácido fólico, vitamina E, potasio y otras vitaminas, minerales y elementos residuales, se ha empleado en el tratamiento de una amplia gama de enfermedades de la piel y de los ojos, al igual que para tratar trastornos digestivos, úlceras, e incluso tumores cancerosos, pues no sólo alivia sino que combate la infección.

Este jugo puede beberse solo, pero en general se utiliza como ingrediente básico para combinarlo con otros jugos.

*Buenas combinaciones:*
- 1 parte de zanahoria y 4 partes de naranja
- 2 partes de zanahoria, 1 parte de lechuga, 1 parte de nabos y una parte de remolacha
- 2 partes de zanahoria y 1 parte de remolacha
- 2 partes de zanahoria y 3 partes de repollo
- 1 parte de zanahoria, 1 parte de apio y 1 parte de espinaca
- 4 partes de zanahoria, 2 partes de apio y 1 parte de perejil
- 5 partes de zanahoria y 3 partes de manzana
- 8 partes de zanahoria, 3 partes de pepino cohombro y 2 partes de remolacha

- 4 partes de zanahoria, 2 partes de repollo y 2 partes de lechuga
- 1 parte de zanahoria, 1 parte de apio y 1 parte de manzana
- 2 partes de zanahoria, 4 partes de manzana y 1 parte de naranja
- 8 partes de zanahoria, 5 partes de apio y 3 partes de pepino cohombro

## Apio

El jugo de apio, que contiene vitaminas A, B1, B2, B6, B12, ácido fólico, vitaminas C y E y minerales como fósforo, calcio, sodio, hierro y potasio, ayuda a mantener el exacto equilibrio de los fluidos del cuerpo, lo que lo convierte en un coctel ideal para quienes están a régimen y para aquellos con tendencia al nerviosismo. También es un estupendo depurador interno para desintoxicar los tejidos del cuerpo.

*Buenas combinaciones:*
- 1 parte de apio, 1 parte de zanahoria y 1 parte de espinaca
- 1 parte de apio y 2 partes de zanahoria
- 1 parte de apio, 1 parte de zanahoria y 1 parte de tomate
- 2 partes de apio, 2 partes de tomate y 1 parte de berros
- 4 partes de apio, 6 partes de manzana y 1 parte de perejil
- 2 partes de apio, 4 partes de zanahoria y 1 parte de perejil

- 1 parte de apio, 1 parte de zanahoria y 1 parte de manzana
- 5 partes de apio, 8 partes de zanahoria y 3 partes de pepino cohombro

## Pepino cohombro

El pepino cohombro contiene gran cantidad de vitaminas y de minerales, principalmente altos niveles de vitamina C y de ácido fólico; además, su rico contenido de potasio lo hace un buen regulador de la presión sanguínea. También es un diurético natural que descarga los riñones, razón por la cual se lo recomienda en dietas para adelgazar y para desintoxicar. El cohombro sin pelar, tajado y licuado tiene un sabor bastante desabrido; por eso debe mezclarse con otras verduras o frutas.

*Buenas combinaciones:*
- 3 partes de cohombro, 8 partes de zanahoria y 2 partes de remolacha
- 3 partes de cohombro, 8 partes de zanahoria y 5 partes de apio
- 3 partes de cohombro y 1 parte de manzana

## Lechuga

Se puede agregar toda clase de lechugas a cualquier jugo de verduras para enriquecerlo; pero si se utiliza la lechuga romana, estará doblando el contenido de vitaminas A y C. Además de estas vitaminas, la lechuga contiene otras vitaminas y minerales, principalmente una abundante cantidad de ácido fólico. Es también un tranquilizante natural y un diurético que alivia el estómago, calma los nervios y ayuda a perder peso al que quiera adelgazar.

*Buenas combinaciones:*
- 1 parte de lechuga, 2 partes de zanahoria, 1 parte de remolacha y 1 parte de nabo
- 2 partes de lechuga, 4 partes de zanahoria y 2 partes de repollo

## Perejil

El jugo de perejil, cuando se usan tanto las hojas como los tallos, es un líquido verde oscuro, extraordinariamente potente, rico en clorofila, en vitaminas A, B, C y E y en minerales, principalmente hierro. Es benéfico en el tratamiento de problemas urinarios, del hígado y de los ojos y en el sano mantenimiento de las glándulas suprarrenales y tiroides.

*Buenas combinaciones:*
- 1 parte de perejil, 6 partes de manzana y 4 partes de apio
- 1 parte de perejil, 4 partes de zanahoria y 2 partes de apio

## Espinaca

El jugo de espinaca, que es rico en vitaminas A, B1, B2, B3 y minerales como fósforo, calcio, hierro, sodio y potasio, acelera la digestión, limpia el sistema digestivo, alivia el estreñimiento y cura el aparato digestivo, especialmente el colon. Infortunadamente, su sabor es demasiado fuerte, y por eso debe combinarse con otras verduras que tengan un sabor dulce y más suave.

*Buena combinación:*
- 1 parte de espinaca, 1 parte de apio y 1 parte de zanahoria

## Tomate

Este jugo es un delicioso aperitivo rico en vitamina A, ácido fólico, vitamina C y potasio.

*Buenas combinaciones:*
- 1 parte de tomate y 3 partes de repollo
- 1 parte de tomate, 1 parte de apio y 1 parte de zanahoria
- 2 partes de tomate, 2 partes de apio y 1 parte de berros

## Berros

Rico en azufre, yodo y muchos otros minerales y vitaminas, y también poderoso depurador, el jugo de berros puede resultar bastante amargo y un poco irritante; por esto, es mejor combinarlo con otros jugos, a los que enriquece. Se emplea para tratar la anemia, el enfisema y las hemorroides.

*Buenas combinaciones:*
- 1 parte de berros, 2 partes de apio y 2 partes de tomate
- 1 parte de berros y 8 partes de piña

## JUGOS DE FRUTAS

### Manzana

El jugo fresco de manzana o "manzanas líquidas", como yo lo llamo, hecho de manzanas sin pelar, tiene un delicioso sabor y es una forma muy agradable de tomar vitaminas y minerales en grandes cantidades. Desde hace mucho se usa en el tratamiento de la gota y del reumatismo y, más recientemente, del cáncer. Por otra parte, las manzanas combinan bien con otros jugos de frutas y de verduras.

*Buenas combinaciones:*
- 3 partes de manzana y 5 partes de zanahoria
- 1 parte de manzana, 1 parte de apio y 1 parte de zanahoria
- 4 partes de manzana, 2 partes de zanahoria y 1 parte de naranja
- 6 partes de manzana, 4 partes de apio y 1 parte de perejil
- 1 parte de manzana y 3 partes de pepino cohombro

### Uva

El jugo fresco de uva contiene vitamina A, muchas de las vitaminas del grupo B, vitaminas C y E, además de minerales en cantidades apreciables. Es eficaz en dietas para adelgazar, para eliminar y para desintoxicar.

*Buena combinación:*
- 1 parte de uva y 1 parte de naranja

## Toronja

La toronja roja es más dulce y contiene cuatro veces más vitamina A que la amarilla, pero todo jugo de toronja es una buena fuente de vitaminas y de minerales, especialmente de vitaminas B3, B6, de ácido fólico y de vitamina C. Es un delicioso aperitivo para antes de las comidas.

*Buenas combinaciones:*
- 1 parte de toronja y 2 partes de naranja
- 1 parte de toronja, 2 partes de naranja, 1 parte de mandarina, 1 parte de pimiento rojo y 1 parte de uvas pasas

## Naranja

Este espléndido jugo contiene una buena cantidad de ácido fólico, vitamina C, potasio y otros minerales y vitaminas. Tiene en común con los jugos de manzana, zanahoria y apio, la propiedad de ayudar a aliviar el estrés; pero, sobre todo, merece beberse con placer por su sabor. Para mí, es una delicia que anhelo diariamente.

*Buenas combinaciones:*
- 1 parte de naranja y 1 parte de zanahoria
- 1 parte de naranja, 4 partes de manzana y dos partes de zanahoria
- 2 partes de naranja y 1 parte de toronja
- 5 partes de naranja y 1 parte de limón
- 2 partes de naranja, 1 parte de toronja, 1 parte de mandarina, 1 parte de pimiento rojo y 1 parte de uvas pasas

- 1 parte de naranja y 1 parte de piña
- 3 partes de naranja y 1 parte de pera

## Pera

Es una buena fuente de ácido fólico y de otras vitaminas y minerales que ayudan a la actividad del corazón y que favorecen la eliminación del exceso de fluidos del cuerpo. Como la naranja, tiene por sí misma un delicioso sabor.

*Buena combinación:*
- 1 parte de pera y 3 partes de naranja

## Piña

La piña contiene bromelina, que es un eficiente digestivo que ayuda a aliviar la sensación de pesadez cuando se ha comido demasiado. Además de esta sustancia, el jugo fresco de piña contiene siete vitaminas, al igual que un mínimo de cinco minerales, entre ellos potasio.

*Buenas combinaciones:*
- 8 partes de piña y 1 parte de berros
- 1 parte de piña y 1 parte de naranja

## MIS COMBINACIONES FAVORITAS DE JUGOS DE FRUTAS Y VERDURAS:

- 2 partes de manzana, 2 partes de zanahoria y 1 parte de apio
- 1 parte de manzana, 1 parte de zanahoria y 1 ramita de perejil

- 2 partes de manzana, 2 partes de zanahoria y 1 parte de pepino cohombro
- 1 parte de pera, 1 parte de zanahoria y 1 parte de repollo

**Nota:** El sabor de los jugos puede variar enormemente, según sean las condiciones de crecimiento, de edad y de frescura de las frutas y de las verduras. Así pues, como toda buena cocinera, pruebo constantemente y agrego, si es necesario, hasta llegar a la consistencia y al sabor que me gustan. Poner unas pocas gotas de jugo de limón o de naranja en los jugos de verduras ayuda a mantener el color y a mejorar el sabor.

## OTRAS BEBIDAS SALUDABLES DE FRUTAS Y DE VERDURAS

### *Leche batida de zanahoria*

*285 ml de jugo de zanahoria*
*285 ml de leche*

Ponga los ingredientes en una coctelera y mezcle cuidadosamente.

Este es un delicioso coctel, rico en vitaminas A, B1, B2, B3, B6, B12, ácido fólico, vitaminas C, D y E, además de fósforo, calcio, hierro, sodio, potasio, magnesio y otros minerales. Este tipo especial de leche batida es especialmente recomendable para aquellos que están enfermos, inválidos o en vía de recuperación de alguna enfermedad.

## Jugo de manzana y melaza

*4 manzanas (sin corazón pero sin pelar)*
*3 cucharaditas de melaza*

Ponga los ingredientes en la licuadora, cubra con agua y licue hasta que la mezcla esté fluida. Tomar esta deliciosa combinación, que contiene vitaminas A, B1, B2, B3, B6, ácido fólico y vitaminas C y E, además de fósforo, calcio, hierro, sodio, potasio y magnesio, y que produce un efecto ligeramente laxante, constituye una manera sana de comenzar el día.

## Piña con miel

*1/2 piña pequeña (pelada y cortada)*
*3 cucharaditas de miel*

Ponga los ingredientes en la licuadora, cubra con agua, y mezcle hasta que el contenido esté fluido. Esta bebida refrescante que contiene vitaminas A, B1, B2, B3, B6, ácido fólico, vitamina C, fósforo, calcio, hierro, sodio, potasio y magnesio, es deliciosa en cualquier momento del día.

## Especial de ruibarbo y fresa

*450 g de ruibarbo tierno cortado en pedazos*
*225 g de fresas*
*2 cucharaditas de melaza negra*

Mezcle todos los ingredientes en la licuadora, con agua suficiente, hasta que la mezcla esté fluida. Esta bebida, repleta de vitaminas y de minerales, actúa como un laxante suave, así que un vaso al día es suficiente.

## Bebida "Levántate y anda"

*850 ml de leche (descremada)*
*1 banano (maduro)*
*1 huevo (crudo)*
*2 cucharadas de proteínas en polvo*
*2 cucharadas de germen de trigo en hojuelas*
*1 cucharada de lecitina*
*1 cucharada de levadura de cerveza (en polvo)*
*miel al gusto (opcional)*

Mezcle todos los ingredientes en la licuadora hasta que la mezcla esté fluida. Esta delicia de bebida espumosa, a la que he llamado "Levántate y anda", porque justamente ése es su efecto y porque produce reservas de energía, está llena de proteínas de primera clase, de vitaminas y de minerales, y es ideal para aquellos que no soportan el desayuno. Eche la mitad del contenido en un vaso y bébalo a sorbos, lentamente. Puede disfrutar del resto antes de salir a trabajar o más tarde, al promediar la mañana, para revitalizarse.

## Refresco de frutas

*140 ml de jugo de zanahoria*
*140 ml de jugo de naranja*
*140 ml de agua*
*1 banano*
*1 cucharada de germen de trigo en hojuelas*
*3 dátiles (sin la semilla)*

Ponga los ingredientes en la licuadora y bátalos hasta que el contenido esté fluido.

## Un trago de energía

425 ml de leche (descremada)
140 ml de jugo de naranja (fresco)
140 ml de jugo de zanahoria (fresco)
2 cucharadas de yogur (natural y descremado)
1 cucharada de lecitina
1 cucharada de leche en polvo
1 cucharadita de melaza (negra)
1 cucharadita de miel (opcional)
1 cucharada de levadura de cerveza (en polvo)

Ponga todos los ingredientes en la licuadora y bátalos hasta que la mezcla esté fluida. Por su riqueza en proteínas, vitaminas y minerales, esta bebida es invaluable si le espera un largo día.

Cuando tengo la necesidad de almacenar energía por un período largo, comienzo el día con un "Levántate y anda" y voy tomando "Tragos de energía" durante el resto de la jornada. Incluso si usted no puede interrumpir su trabajo para comer, encontrará estas bebidas muy satisfactorias y reconfortantes.

## La bebida de la chica seductora

285 ml de jugo de manzana (fresco)
285 ml de jugo de zanahoria (fresco)
2 cucharadas de yogur (natural)
1 cucharadita de levadura de cerveza (en polvo)
50 g de uvas pasas

Ponga todos los ingredientes en la licuadora y licue
hasta que la mezcla quede fluida.

Esta bebida completa y saludable, que contiene vitaminas A, B1, B2, B6, B12, ácido fólico, vitaminas
C y E, además de fósforo, calcio, hierro, sodio, potasio y magnesio, es especialmente eficaz para
aquellos que sufren de manchas, barros, estreñimiento e hígado perezoso.

## Coctel de belleza

*285 ml de jugo de fresa (fresco)*
*6 dátiles (sin semilla)*

Ponga los ingredientes en la licuadora, agregue un
poquito de agua y licue hasta que el contenido quede fluido. El coctel que se obtiene, tomado con regularidad, ayuda a limpiar la piel de manchas y de
otras impurezas.

## Gloria dorada

*285 ml de jugo de naranja (fresco)*
*140 ml de jugo de papaya (fresco)*
*1 y 1/2 cucharaditas de miel (opcional)*
*1 cucharadita de levadura de cerveza*
*1 huevo*

Ponga los ingredientes en la licuadora y licue hasta
que el contenido quede fluido.

Me encanta esta bebida en un día caluroso, cuando
no siento deseos de comer pero sí la necesidad de
algo que me levante las energías.

## Puré de piña

425 ml de jugo de piña (fresco)
140 ml de jugo de ciruelas pasas (fresco)
1 cucharada de yogur (natural)
2 cucharaditas de hojuelas de germen de trigo
1 cucharadita de lecitina en polvo
1 banano

Ponga los ingredientes en la licuadora y licue hasta que el contenido quede blando. Este puré es un buen laxante y digestivo.

## Coctel de salud y belleza

285 ml de jugo de tomate (fresco)
140 ml de jugo de zanahoria (fresco)
140 ml de jugo de apio (fresco)
25 g de perejil (fresco)
25 g de berros
1 cucharadita de jugo de limón
2 cucharadas de hojuelas de germen de trigo
1 cucharada de aceite de ajonjolí
1 cucharada de lecitina en polvo
2 cucharaditas de levadura de cerveza
(en polvo)

Ponga todos los ingredientes en la licuadora y licue hasta que el contenido esté suave.
Este nutritivo coctel es un excelente alimento líquido. Tomar una taza de él tres veces al día ayuda a que el cabello, la piel y el cuerpo resplandezcan de salud y vitalidad.

# El agua: ¿Toma usted suficiente?

El agua es esencial para la existencia. Es un elemento constituyente primordial de las células y de todos los fluidos del cuerpo; baña y purifica la sangre y los tejidos, limpiándolos así de venenos y materiales de desecho, y regula tanto la temperatura como los procesos orgánicos. Sin ella moriríamos.

Aunque el agua en cantidades apenas indispensables para asegurar la supervivencia no es realmente suficiente para mantenernos verdaderamente saludables, por lo menos retarda el proceso de envejecimiento. La falta de humedad por períodos prolongados se traduce en una más lenta eliminación de las toxinas, lo que produce envejecimiento prematuro y es causa de pérdida de vitalidad y de salud. También se sabe que causa una fatiga cardiaca que puede acortar la vida. En efecto, este deterioro está alcanzando poco a poco a la mayoría de las personas, pues es un hecho que muy poca gente bebe tanta agua como debiera. A pesar de que todo el mundo sabe de los peligros de la deshidratación, es sorprendente la frecuencia con que vemos aparecer en la piel de las personas pliegues y arrugas relativamente pronto. Sin embargo, esto es sólo el comienzo. Internamente también ocurren cambios, puesto que las células se van secando cada vez más y, a medida que se van deshidratando, se van volviendo menos eficientes. El calcio, el colesterol y otras sustancias que normalmente se eliminarían, permanecen en las células; éste es uno de los factores, entre muchos otros, que conducen al envejecimiento prematuro. Claro está que la deshidratación celular no es la única causa del envejecimiento, pero los efectos externos del estrés, del hábito de fumar, del consumo excesivo de bebidas alcohólicas, del sol, del daño de los radicales libres y de otros factores ambientales podrían reducirse si las células estuvieran bien hidratadas.

Como resultado de la civilización y de la cultura occidental, las llamadas naturales del organismo para comer, beber, dormir, etc., han sido reprimidas y reprogramadas en favor de unos hábitos forjados por esa misma cultura. Comemos, bebemos y dormimos en momentos señalados, más bien que cuando sentimos hambre, sed o cansancio. Cuando sentimos sed, el organismo está pidiendo de medio litro a un litro de agua, pero la respuesta es beber una taza de té o de café, o cerveza, o coca-cola o cualquier otra bebida popular de las que contienen diuréticos que provocan la excreción de líquidos del cuerpo. Como consecuencia, la piel, en vez de reaprovisionarse, se vuelve más seca a medida que pasa el tiempo.

¿Cómo saber, entonces, si la piel está deshidratada? Además de la sed, los síntomas más evidentes son: sequedad de la piel y los labios, estreñimiento, reducción de la orina, orina de color oscuro y una lengua seca, gris o sucia; ésta última es quizá la indicación más confiable de todas.

La cantidad de agua requerida depende hasta cierto punto del tipo de comidas que se consuman. Naturalmente, una persona que coma muchas frutas frescas, verduras crudas y otras comidas con un alto contenido natural de agua necesita menos líquido adicional que otra que se alimente con comidas feculosas y llenas de carbohidratos. El clima también es otro factor. Sin embargo, la dosis generalmente recomendada para personas que vivan en climas templados es de seis a ocho vasos o el equivalente a dos o dos y cuarto litros de agua al día.

Cambiar de hábitos en cuanto a las bebidas es difícil al comienzo, pero se va haciendo más agradable a medida que nos vamos acostumbrando. Si lo que tomamos sobrepasa los dos litros diarios recomendados, tanto mejor, pues la necesidad de agua crece con la edad. El agua que bebamos, después de una vida entera sin ella, no va a producir un retroceso en el envejecimiento ya sufrido, pero puede detener o retardar el proceso de ahí en adelante.

# *Un vistazo a las proteínas*

*Funciones*: Las proteínas se necesitan para el crecimiento y para mantener en buen estado los glóbulos sanguíneos, los tejidos, los músculos y los órganos que combinan sus funciones para formar un cuerpo sano.

*Dosis diaria recomendada para adultos:* 46-60 g.
*Dosis diaria recomendada para niños (menores de 4 años):* 20-40 g.

*Síntomas de deficiencia:* Debilidad general acompañada de baja resistencia a las infecciones. Se frena el crecimiento de las uñas y el cabello. En casos extremos, los pacientes pueden experimentar decoloración del cabello y fallas en el corazón y el hígado.

| Buenas fuentes de proteínas | Cantidad | Gramos de proteínas |
|---|---|---|
| Bistec | 100 g | 21 |
| Carne de res (magra) | 100 g | 20 |
| Hígado (de ternera) | 100 g | 21 |
| Pollo | 100 g | 23 |
| Pavo | 100 g | 22 |
| Pescado (corriente) | 100 g | 21 |
| Huevo | estándar | 6 |
| Leche (entera) | 285 ml | 8 |
| Leche (descremada) | 285 ml | 9 |
| Leche (en polvo, descremada, no instantánea) | 50 g | 26 |
| Queso (cheddar) | 50 g | 14 |
| Requesón (descremado) | 100 g | 19 |
| Nueces (distintas clases) | 50 g | 15-22 |
| Granos de soya (cocidos) | 100 g | 20 |
| Harina de soya | 50 g | 30 |
| Levadura de cerveza (en polvo) | 50 g | 50 |
| Hígado desecado | 50 g | 56 |
| Germen de trigo | 50 g | 24 |

# *Vitaminas*

## MEDIDAS DE PESO DE LAS VITAMINAS

1 gamma = 1 microgramo (mcg)
1 microgramo = 1/1000 de miligramo (mg)
1 miligramo = 1/1000 de gramo (g)
1 gramo = 1/30 de onza (oz)

# Tabla de vitaminas

---

*Vitamina A (retinol)*

---

| | |
|---|---|
| *Funciones* | Para la salud de la piel, de los ojos, de la garganta, de los oídos, de los pulmones, de los tejidos orgánicos, de los huesos, de los dientes y para toda restauración corporal. También ayuda a combatir las infecciones y es una importante vitamina antiestresante. |
| *Fuentes principales* | Leche (entera, fresca y en polvo), mantequilla, margarina, huevos, hígado, aceites de hígado de pescado y albaricoques. |
| *Es destruida por* | Luz solar y aire. |
| *Dosis diaria para la belleza sin edad en adultos* | 15 000-20 000 UI |
| *Dosis diaria recomendada para adultos* | 5 000 UI |
| *Dosis diaria recomendada para niños* | 2 000-5 000 UI (según la edad) |
| *Síntomas de deficiencia* | Ceguera nocturna e inflamación de los ojos; piel seca, escamosa y prematuramente envejecida. |
| *Comentario* | Esta vitamina, necesaria en todos los procesos del organismo, se deposita en el hígado, e ingerirla en exceso, por encima de los requerimientos, no es ni necesario ni recomendable. No debe tomarse en píldoras, pues una sobredosis de |

ella, aunque rara, puede producir dolores de cabeza y pérdida del cabello y del apetito.

## Vitamina B1 (tiamina)

| | |
|---|---|
| *Funciones* | Para la conversión de los carbohidratos en energía. Mantiene el sano funcionamiento del corazón, del hígado y de los sistemas nervioso y digestivo. Es una ayuda para aliviar la fatiga y para el tratamiento del estrés y del alcoholismo. |
| *Fuentes principales* | Leche enriquecida, levadura de cerveza, melaza. |
| *Es destruida por* | Sobrecocción, agua, aire y altas temperaturas |
| *Dosis diaria para la belleza sin edad en adultos* | 10-500 mg |
| *Dosis diaria recomendada para adultos* | 0.9-1.4 mg |
| *Dosis diaria recomendada para niños* | 0.5-1.4 mg (según la edad) |
| *Síntomas de deficiencia* | Fatiga y mala memoria. |

## Vitamina B2 (riboflavina)

| | |
|---|---|
| *Funciones* | Necesaria para metabolizar las proteínas, las grasas y los carbohidratos. También es importante para la respiración de las células y el mantenimiento de los tejidos, lo que contribuye a prevenir el enve- |

jecimiento prematuro. Es esencial para el buen mantenimiento de la piel, el cabello, las uñas y la visión.

*Fuentes principales*

Leche enriquecida, hígado de cordero, riñones, hígado desecado y levadura de cerveza.

*Es destruida por*

Sobrecocción y sobreexposición a la luz.

*Dosis diaria para la belleza sin edad en adultos*

10-150 mg

*Dosis diaria recomendada para adultos*

1.2-1.7 mg

*Dosis diaria recomendada para niños*

0.5-1.4 mg (según la edad)

*Síntomas de deficiencia*

Grietas alrededor de la boca, sequedad alrededor de la nariz y en la frente, piel grasosa, caspa, pérdida del cabello y ojos doloridos y demasiado sensibles a la luz.

---

## Vitamina B3 (niacina)

*Funciones*

Contribuye a la descomposición de las proteínas, grasas y carbohidratos y a la absorción del colesterol. Activa la circulación y es esencial para el sistema nervioso y para la salud mental, y por esa razón se usa en los tratamientos de trastornos mentales, entre ellos la esquizofrenia. También es básica para mantener una tez fina y tersa y se emplea para eliminar muchos desarreglos de la piel.

| | |
|---|---|
| *Fuentes principales* | Leche enriquecida, hígados de pollo, riñones, atún, pan de trigo integral, germen de trigo, semillas de girasol, hígado desecado, levadura de cerveza y melaza. |
| *Es destruida por* | Se cree que por sobrecocción, pero la causa exacta es incierta. El agua también destruye algo del contenido vitamínico. |
| *Dosis diaria para la belleza sin edad en adultos* | 100-3 000 mg |
| *Dosis diaria recomendada para adultos* | 13-19 mg |
| *Dosis diaria recomendada para niños* | 9-22 mg (según la edad) |
| *Síntomas de deficiencia* | Problemas de la piel y de la digestión, algunas veces acompañados de diarrea, mal aliento, fatiga y nerviosismo. |

## Vitamina B5 (ácido pantoténico)

| | |
|---|---|
| *Funciones* | Ayuda al funcionamiento de las glándulas suprarrenales y a combatir el estrés. También es necesaria para la digestión y se ha empleado en dosis terapéuticas como preventivo contra las reacciones alérgicas, los malestares digestivos y la degeneración provocada por el envejecimiento. |
| *Fuentes principales* | Corazón, arroz integral, lentejas, arvejas (guisantes) y levadura de cerveza. |

| | |
|---|---|
| *Es destruida por* | Calor seco y ácidos tales como el vinagre. |
| *Dosis diaria para la belleza sin edad en adultos* | 50-500 mg |
| *Dosis diaria recomendada para adultos* | 10-50 mg |
| *Dosis diaria recomendada para niños* | 2.5-5.0 mg (según la edad) |
| *Síntomas de deficiencia* | Irritabilidad, fatiga, dolores de cabeza nerviosos, calambres estomacales y dolores musculares en forma de hormigueo. La deficiencia de esta vitamina, en las ratas de laboratorio, es causa del encanecimiento prematuro. |

## Vitamina B6 (piridoxina)

| | |
|---|---|
| *Funciones* | Es importante para la formación de anticuerpos, de glóbulos sanguíneos sanos, de los tejidos de la piel y, como tal, ayuda a evitar la prematura degeneración de la piel y el cabello. Facilita el metabolismo de las proteínas, de las grasas y de los azúcares. Es necesaria para el funcionamiento del sistema nervioso central y para el desarrollo muscular. |
| *Fuentes principales* | Corazón, hígado, riñones, germen de trigo, salvado de trigo y melaza. |
| *Es destruida por* | Cocción y anticonceptivos orales. |
| *Dosis diaria para la belleza sin edad en adultos* | 50-500 mg |

| | |
|---|---|
| *Dosis diaria recomendada para adultos* | 1.6-2.5 mg |
| *Dosis diaria recomendada para niños* | 0.3-1.2 mg (según la edad) |
| *Síntomas de deficiencia* | Nerviosismo, irritabilidad, depresión, anemia, eccema, acné y otras afecciones de la piel, debilidad muscular. |

## Vitamina B12 (cianocobalamina)

| | |
|---|---|
| *Funciones* | Es esencial para el crecimiento de las células del cuerpo y, por tanto, está relacionada con el envejecimiento y su prevención. También participa en la producción de glóbulos rojos y en el mantenimiento de los sistemas nervioso y reproductivo. |
| *Fuentes principales* | Hígado, carne, leche, queso y huevos. |
| *Es destruida por* | Calor y cocción en agua. |
| *Dosis diaria para la belleza sin edad en adultos* | 50-500 mcg |
| *Dosis diaria recomendada para adultos* | 3-6 mcg |
| *Dosis diaria recomendada para niños* | 0.3-2 mcg (según la edad) |
| *Síntomas de deficiencia* | Anemia perniciosa, insomnio, depresión, bajo poder de concentración y memoria deficiente. |

## Biotina (principal miembro del complejo vitamínico B)

| | |
|---|---|
| *Funciones* | Estimula el crecimiento celular e interviene en el metabolismo de los alimentos. |
| *Fuentes principales* | Levadura de cerveza, salvado y germen de arroz, salvado de trigo, nueces, huevos e hígado. |
| *Es destruida por* | Exposición a la luz. Los antibióticos, las sulfamidas y las claras de huevo crudas también interrumpen su producción en el intestino. |
| *Dosis diaria para la belleza sin edad en los adultos* | 50-300 mcg |
| *Dosis diaria recomendada para adultos* | Aún no ha sido determinada, pero 300 mcg parecen suficientes. |
| *Dosis diaria recomendada para niños* | Aún no ha sido determinada. |
| *Síntomas de deficiencia* | Anemia, piel grisácea y depresión. |

## Colina (forma parte del complejo vitamínico B)

| | |
|---|---|
| *Funciones* | Ayuda a la distribución de las grasas provenientes del hígado y es necesaria en el sistema inmunitario para proteger contra la enfermedad. Se emplea para reducir y prevenir la alta presión sanguínea y ayuda a restaurar el color natural del cabello prematuramente encanecido. |
| *Fuentes principales* | Hígado de cerdo, legumbres, arvejas (guisantes), nueces, cereales |

|  | integrales, levadura de cerveza y melaza negra. |
|---|---|
| *Es destruido por* | Álcalis |
| *Dosis diaria para la belleza sin edad en los adultos* | 3 000 mg |
| *Dosis diaria recomendada para adultos* | Todavía no ha sido determinada, pero se estima que puede ser de 3 000-5 000 mg |
| *Dosis diaria recomendada para niños* | Aún no ha sido determinada. |
| *Síntomas de deficiencia* | Alta presión sanguínea, hemorragias renales, pérdida de las funciones nerviosas y apatía. En casos extremos, pueden ocurrir parálisis y ataques al corazón. |

### Acido fólico (forma parte del complejo vitamínico B)

|  |  |
|---|---|
| *Funciones* | Es necesario para la asimilación de las proteínas y de las vitaminas A, D, E y K — todas las cuales son solubles en las grasas (liposolubles) — y para la formación de los glóbulos rojos. Se cree que es importante para evitar el envejecimiento prematuro. También es necesario para la salud mental. |
| *Fuentes principales* | Hígado, levadura, nueces y hortalizas verdes. |
| *Es destruido por* | Tanto por la cocción como por los procesamientos, puesto que es sensible al calor, al aire y a la luz. |

| | |
|---|---|
| *Dosis diaria para la belleza sin edad en los adultos* | 800-5 000 mcg |
| *Dosis diaria recomendada para adultos* | 400-800 mcg |
| *Dosis diaria recomendada para niños* | 50-300 mcg (según la edad) |
| *Síntomas de deficiencia* | Anemia, depresión y desórdenes digestivos y de la piel. |

---

### Inositol (forma parte del complejo vitamínico B)

| | |
|---|---|
| *Funciones* | Facilita la absorción de la vitamina E y desempeña un papel importante en la prevención de la acumulación de depósitos grasos en las arterias. Además es necesario para el mantenimiento de un cabello sano, de las células del cerebro, del corazón, del hígado y de los músculos, y se ha empleado para el tratamiento de los daños del sistema nervioso causados por las enfermedades, para eliminar los depósitos de grasa del hígado y para reducir el colesterol. |
| *Fuentes principales* | Arroz, germen de trigo, cereales integrales, arvejas (guisantes), naranja y toronja. |
| *Es destruido por* | Aún no se ha determinado. |
| *Dosis diaria para la belleza sin edad en adultos* | 300-800 mg |
| *Dosis diaria recomendada para adultos* | Aún no se ha determinado. |

| | |
|---|---|
| *Dosis diaria recomendada para niños* | Aún no se ha determinado. |
| *Síntomas de deficiencia* | Pérdida del cabello, eccema, estreñimiento y altos niveles de colesterol. |

---

**PABA (*ácido paraaminobenzoico.*
*Forma parte del complejo vitamínico B)***

---

| | |
|---|---|
| *Funciones* | Necesario para la formación de los glóbulos sanguíneos y para el mantenimiento de un cabello y una piel saludables. Se ha empleado en el tratamiento de desórdenes de la piel y, en combinación con el ácido fólico y el ácido pantoténico, ha revertido el proceso de encanecimiento. |
| *Fuentes principales* | Hígado, huevos, germen de trigo y melaza. |
| *Es destruido por* | Aún no se ha determinado. |
| *Dosis diaria para la belleza sin edad en adultos* | 250-500 mg |
| *Dosis diaria recomendada para adultos* | Aún no se ha determinado, pero se han administrado hasta 48 000 mg sin síntomas de toxicidad. |
| *Dosis diaria recomendada para niños* | Aún no se ha determinado. |
| *Síntomas de deficiencia* | Eccema, fatiga, nerviosismo, depresión y desórdenes digestivos. |
| *Comentario* | Las vitaminas B, en forma de levadura de cerveza o en una fórmula |

de complejo vitamínico B, cuando exceden los requerimientos del organismo, son expulsadas y, por tanto, deben tomarse diariamente. El consumo de tabletas de levadura de cerveza o de complejo B debe ser bien balanceado. Si la fórmula vitamínica B contiene 2 mg de vitamina B1, debe contener también: 2 mg de vitamina B2 (o una cantidad igual), 2 mg de vitamina B6 (o una cantidad igual), 2 mg de ácido fólico (o una cantidad igual), 20 mg de ácido pantoténico (o diez veces esta cantidad), 20 mg de niacina (o diez veces esta cantidad), 40 mg de PABA (o veinte veces esta cantidad), 1 000 mg de inositol (o quinientas veces esta cantidad), 1 000 mg de colina (o quinientas veces esta cantidad), 1-3 mg de vitamina B12 (o entre media y una vez y media esta cantidad). Cada persona debe revisar su fórmula y comparar.

## Vitamina C (ácido ascórbico)

*Funciones*

Conocida principalmente como la vitamina que combate las infecciones, también contribuye a la formación del colágeno, que es una proteína que protege las células y da cierta elasticidad a la piel. También ayuda a prevenir las enfermedades de las arterias coronarias, protege al organismo de los daños que la polución, los venenos y los metales pesados puedan causarle, y retarda la fatiga, por lo que se ha ganado la reputación de ser algo así como un vigorizador. Ha sido empleada en amplias dosis para tratar afecciones de la piel y para retardar el proceso de envejecimiento.

| | |
|---|---|
| *Fuentes principales* | Jugo de naranja (fresco), toronja, papaya, pimiento, berros, bróculi. |
| *Es destruida por* | Calor, aire, luz, almacenamiento prolongado, sobrecocción y utensilios de hierro y cobre. El tabaco y las drogas son los responsables de que el organismo pierda esta vitamina. |
| *Dosis diaria para la belleza sin edad en los adultos* | 80-4 000 mg |
| *Dosis diaria recomendada para adultos* | 60-80 mg |
| *Dosis diaria recomendada para niños* | 40-80 mg (según la edad) |
| *Síntomas de deficiencia* | Susceptibilidad a las infecciones — principalmente a las de las encías —, caries dentales, anemia, dolores de las articulaciones, debilidad muscular y hemorragias nasales y bucales. |

---

## Vitamina D (calciferol)

| | |
|---|---|
| *Funciones* | Es esencial en las funciones metabólicas directamente relacionadas con los ojos, el corazón y el sistema nervioso. También ayuda a ab- |

|  | sorber el calcio y asimilar el azúcar y el fósforo necesarios para la energía y para el desarrollo de los huesos y los dientes. |
|---|---|
| *Fuentes principales* | Bacalao, atún, sardinas, salmón, aceites de hígado de pescado y mantequilla. |
| *Es destruida por* | Grasas rancias. |
| *Dosis diaria para la belleza sin edad en los adultos* | 400-1 500 UI |
| *Dosis diaria recomendada para adultos* | 400 UI |
| *Dosis diaria recomendada para niños* | 400 UI (según la edad) |
| *Síntomas de deficiencia* | Huesos frágiles, endurecimiento de las arterias y, en casos extremos, raquitismo. |
| *Comentario* | La vitamina D, que necesita de la grasa para su absorción, es almacenada principalmente en el hígado y, por tanto, las cantidades que excedan los requerimientos del organismo pueden ser tóxicas, pero es posible evitar la toxicidad consumiendo generosas cantidades de vitaminas C, E y colina. |

## Vitamina E (tocoferol)

| *Funciones* | A esta vitamina se le han atribuido muchos resultados maravillosos, entre ellos detener los efectos del envejecimiento prematuro; curar las quemaduras y evitar las cicatri- |
|---|---|

ces; ayudar al tratamiento de las venas varicosas, al mejorar la circulación; disolver los coágulos sanguíneos y prevenir la formación de otros nuevos, con lo que alivia muchos problemas femeninos. Aunque el porqué es todavía un enigma, esta vitamina es conocida por proteger a las células del deterioro y resguardar de la destrucción tanto a la vitamina C como a las del complejo B. También es necesaria en la producción de nuevas células y en la reparación de los tejidos lesionados y se emplea para tratar las cicatrices de la piel y los daños del hígado.

| | |
|---|---|
| *Fuentes principales* | Maní, germen de trigo, maíz y aceites de maní, oliva y cártamo (exprimidos en frío) |
| *Es destruida por* | Cocción, almacenamiento y grasas rancias. |
| *Dosis diaria para la belleza sin edad en los adultos* | 140-600 UI |
| *Dosis diaria recomendada para adultos* | 12-15 UI |
| *Dosis diaria recomendada para niños* | 4-9 UI (según la edad) |
| *Síntomas de deficiencia* | Cáncer, que es el resultado de la deficiencia de oxígeno en las células vivas; fragilidad de los glóbulos rojos, que se rompen con facilidad; arrugas y envejecimiento de la piel prematuros; tonicidad muscular baja. |

## Vitamina K

| | |
|---|---|
| *Funciones* | Esencial en la producción de protrombina, que es la proteína necesaria para la coagulación, lo que ayuda a la curación de las heridas. También ayuda a reducir la alta presión sanguínea y a regular las funciones del hígado. |
| *Fuentes principales* | Leche, yogur, huevos y verduras de hojas. |
| *Es destruida por* | Grasas rancias, antibióticos, diarrea, colitis, ictericia y cualquier otro desorden que obstaculice o interrumpa la producción de bilis y que, por tanto, impida la absorción. |
| *Dosis diaria para la belleza sin edad en los adultos* | 300-500 mcg |
| *Dosis diaria recomendada para adultos* | Aún no ha sido determinada, pero 300-500 mcg se consideran suficientes. |
| *Dosis diaria recomendada para niños* | Aún no ha sido determinada. |
| *Síntomas de deficiencia* | Hemorroides. |
| *Comentario* | Esta vitamina también se produce en la flora intestinal y, si la dieta contiene los alimentos anteriormente mencionados, un organismo sano será capaz de generar toda la que requiera. |

## *Vitamina P*

La vitamina P es uno de los elementos nutritivos complejos que producen bioflavinoides. Esto ocurre naturalmente en donde esté presente la vitamina C.

*Nota:* La dosis diaria recomendada para adultos y niños (DDR) es la cantidad diaria recomendada en el Reino Unido, y es la que, según se cree, se adecua a las necesidades nutricionales del individuo promedio; mientras que UI corresponde a unidades internacionales. Sin embargo, las necesidades nutricionales del individuo para gozar de óptima salud y para detener los procesos del envejecimiento varían; pero aun así, hay que establecer una dosificación exacta.

# Tabla de minerales
# y de elementos residuales

## Azufre

| | |
|---|---|
| *Funciones* | Ayuda a la formación de los tejidos del cuerpo y a la resistencia contra la infección bacteriana. Es conocido como "el mineral de la belleza". Se asocia con una piel limpia, un cabello brillante y unas uñas fuertes. Contribuye a la salud y la belleza corporales. |
| *Buenas fuentes* | Pescado, aves, huevos, queso y germen de trigo. |
| *Dosis diaria para la belleza sin edad en los adultos* | 10-20 mg |
| *Dosis diaria recomendada para adultos* | No determinada, pero los alimentos de contenido proteínico tienen más cantidades de él, que las que se consideran adecuadas. |
| *Dosis diaria recomendada para niños* | Como lo anterior. |
| *Síntomas de deficiencia* | Normalmente, todos aquellos asociados con deficiencia proteínica. |

## Calcio

| | |
|---|---|
| *Funciones* | Es necesario para la formación y el mantenimiento continuado de huesos, dientes, tejidos, músculos y células nerviosas sanos. También |

es el analgésico por excelencia, que no sólo contribuye a aliviar el dolor sino que ayuda a la coagulación de la sangre, lo que puede ser una cuestión de vida o muerte después de un accidente o de una operación grave, y acelera la recuperación. Su efecto tranquilizante proporciona relajación y sueño apacible.

*Buenas fuentes*

Leche (en polvo, descremada, o suero de leche), yogur, queso cheddar, requesón (hecho en casa), melaza, nueces (sin sal), granos de soya, semillas de ajonjolí, bróculi, repollo rizado, nabos, hojas de remolacha, sardinas y caballa.

*Concentrados*

Harina de hueso, en tabletas, con vitamina D; tabletas de calcio; gluconato y lactato de calcio.

*Dosis diaria para la belleza sin edad en adultos*

1 000-1 500 mg

*Dosis diaria recomendada para adultos*

800-1 200 mg

*Dosis diaria recomendada para niños*

800-1 200 mg (según la edad)

*Síntomas de deficiencia*

Osteoporosis, fragilidad ósea, propensión a las caries dentales y cólicos al comienzo de la menstruación, que se traducen en tensión nerviosa, irritabilidad y depresión.

| | |
|---|---|
| *Comentario* | El calcio es el soporte vital del cuerpo y uno de los elementos más útiles a la belleza. Una dieta rica en carbohidratos concentrados, o en dulces, o en sustancias alcalinas como la sosa, reduce o inhibe la absorción del calcio. |

## Cobre

| | |
|---|---|
| *Funciones* | Es necesario para la producción del ácido ribonucleico (ARN o RNA), que constituye el núcleo de toda célula. Ayuda en la formación y el funcionamiento de los huesos, del cerebro, de los nervios, del tejido conjuntivo. Contribuye a conservar el color natural del cabello. |
| *Buenas fuentes* | Hígado, riñones y sesos. |
| *Dosis diaria para la belleza sin edad en los adultos* | 2 mg |
| *Dosis diaria recomendada para adultos* | 2 mg |
| *Dosis diaria recomendada para niños* | Sin definir. |
| *Síntomas de deficiencia* | Al abreviarse la duración de la vida de los glóbulos rojos, se presenta anemia. Estudios realizados en animales muestran que también se produce sarpullido, caída del pelo, porosidad en los huesos y daños en el corazón que pueden conducir a una muerte súbita. |

| Cromo | |
|---|---|
| *Funciones* | Es esencial para el buen aprovechamiento del azúcar, por lo cual ayuda a evitar la fatiga. También se cree que sirve para mantener bajos los niveles de colesterol. |
| *Buenas fuentes* | Levadura de cerveza, nueces, frutas y hortalizas verdes. |
| *Dosis diaria para la belleza sin edad en los adultos* | 3 mg |
| *Dosis diaria recomendada para adultos* | Sin definir. |
| *Dosis diaria recomendada para niños* | Sin definir. |
| *Síntomas de deficiencia* | Los animales de laboratorio a los que les hace falta cromo presentan altos o bajos niveles de azúcar en la sangre y severas anomalías en los ojos. En los humanos, esta carencia puede también contribuir al endurecimiento de las arterias. |

| Fósforo | |
|---|---|
| *Funciones* | El fósforo, el calcio y la vitamina D se combinan para construir y mantener las estructuras ósea y dental. El fósforo también regula el balance químico de las células, mantiene la mente alerta, acelera la respuesta muscular y calma los nervios. Así como el mar brilla en las noches con luz fosforescente, también la piel posee el resplandor |

|  |  |
|---|---|
|  | que le comunica un sano estilo de vida. |
| *Buenas fuentes* | Pescado, carne (magra), aves, yema de huevo, requesón (hecho en casa), leche, leche en polvo, yogur, cereales integrales, granos de soya y nueces. |
| *Concentrados* | Suplementos multiminerales con vitamina D; harina de hueso. |
| *Dosis diaria para la belleza sin edad en los adultos* | 800-1 000 mg |
| *Dosis diaria recomendada para adultos* | 800-1 000 mg |
| *Dosis diaria recomendada para niños* | 800 mg (según la edad) |
| *Síntomas de deficiencia* | El fósforo existe en muchos alimentos, así que hay pocos riesgos de deficiencia. |

## Hierro

|  |  |
|---|---|
| *Funciones* | Es vital en la formación de la hemoglobina y en la conducción del oxígeno a las células. Aumenta los niveles de energía corporal y da lozanía a la piel y brillo al cabello. |
| *Buenas fuentes* | Hígado, riñones, yema de huevo, albaricoques, levadura de cerveza, melaza negra (no sulfurosa), semillas de ajonjolí, granos y harina de soya, germen de trigo. |
| *Concentrados* | Hierro en tabletas; tabletas multiminerales. |

| | |
|---|---|
| *Dosis diaria para la belleza sin edad en los adultos* | 18-40 mg |
| *Dosis diaria recomendada para adultos* | 10-18 mg |
| *Dosis diaria recomendada para niños* | 8-18 mg (según la edad) |
| *Síntomas de deficiencia* | Anemia, piel pálida, fatiga, pérdida de energía, vértigos, palpitaciones, respiración entrecortada y uñas quebradizas. |
| *Comentarios* | Los alimentos acidógenos, como el yogur y el suero de la leche, y las frutas y jugos cítricos ayudan a la absorción del hierro. En cambio, los carbohidratos la interfieren. |

## Magnesio

| | |
|---|---|
| *Funciones* | Cada una de las células del cuerpo lo requiere para la absorción y la utilización de las proteínas, de las grasas y de los carbohidratos que intervienen en la producción de energía. Es necesario para las funciones muscular y nerviosa. Ayuda a prevenir la arteriosclerosis, al disminuir el colesterol de la sangre, y es un tranquilizante natural. |
| *Buenas fuentes* | Nueces, granos de soya y verduras de hojas. |
| *Concentrados* | Tabletas multiminerales. |
| *Dosis diaria para la belleza sin edad en los adultos* | 300-700 mg |

| | |
|---|---|
| *Dosis diaria recomendada para adultos* | 300-350 mg |
| *Dosis diaria recomendada para niños* | 150-250 mg (según la edad) |
| *Síntomas de deficiencia* | Es difícil detectarlos en los humanos. En los animales, la falta de magnesio les provoca convulsiones, daño en los riñones, enfermedades del corazón y hemorragias. En cambio, se ha encontrado que las personas cuya dieta es rica en este elemento residual se muestran libres de arteriosclerosis y de ataques cardiacos. |
| *Comentario* | Una dosis de magnesio proporcionalmente alta con respecto al calcio puede inhibir la absorción de éste último. La proporción exacta debe ser de 1:2 o un mínimo diario de 300 mg de magnesio por 600 mg de calcio. |

## Manganeso

| | |
|---|---|
| *Funciones* | Activa las enzimas y utiliza las grasas. Se ha empleado en el tratamiento de las enfermedades del corazón y en la miastenia grave, que es una enfermedad muscular crónica. |
| *Buenas fuentes* | Nueces, salvado, germen de trigo y verduras de hojas. |
| *Concentrados* | Tabletas multiminerales. |
| *Dosis diaria para la belleza sin edad en los adultos* | 5-35 mg |

| | |
|---|---|
| *Dosis diaria recomendada para adultos* | No está definida, pero se cree que debe estar entre 2.5 y 5 mg. |
| *Dosis diaria recomendada para niños* | Sin definir. |
| *Síntomas de deficiencia* | En los animales, se observan síntomas de desarrollo retardado, huesos anormales, y deformidades en las coyunturas, mala coordinación, esterilidad y pérdida del impulso sexual. |
| *Comentario* | Una dieta rica en fósforo reduce la absorción de este elemento residual. |

## Potasio

| | |
|---|---|
| *Funciones* | Controla al sodio, de tal manera que ayuda a mantener el equilibrio de los fluidos. Regula el ritmo cardiaco y el dominio muscular. |
| *Buenas fuentes* | Carne, frutas, verduras, nueces y cereales integrales. |
| *Concentrados* | Tabletas multiminerales. |
| *Dosis diaria para la belleza sin edad en los adultos* | Aproximadamente 100 mg; depende de la cantidad de sal que se consuma. |
| *Dosis diaria recomendada para adultos* | No está definida, pero se necesitan 5 000 mg diarios por cada cucharadita de sal consumida. |

| | |
|---|---|
| *Síntomas de deficiencia* | Apatía, fatiga, estreñimiento, insomnio, pulso lento y débil, bajo nivel de azúcar en la sangre y degeneración general del corazón. |
| *Comentario* | Es importante el equilibrio entre el sodio y el potasio: una dieta con alto contenido del uno acarrea disminución del otro. |

## Selenio

| | |
|---|---|
| *Funciones* | Combate las toxinas del ambiente, tales como la radiación, ayuda al sistema inmunitario a desintoxicar al organismo del mercurio, del plomo, del cadmio y de otros metales pesados y protege contra agentes malignos. |
| *Buenas fuentes* | Atún, mariscos, riñones, hígado, ajo, hongos y trigo canadiense. |
| *Concentrados* | Tabletas de selenio orgánico, especialmente aquellas que contienen L-selenometionina, que es una forma del selenio que se encuentra en los alimentos. |
| *Dosis diaria para la belleza sin edad en los adultos* | 70 mcg |
| *Dosis diaria recomendada para adultos* | Sin definir, pero la Academia de Ciencias de los Estados Unidos recomienda 70 mcg. |
| *Síntomas de deficiencia* | Existen indicaciones de que puede causar cáncer y enfermedades cardiacas. |

| Comentario | Se ha llegado a aliviar la artritis tomando selenio en tabletas como un suplemento regular de la dieta. |

## Sodio

| | |
|---|---|
| Funciones | Trabaja acompañado del potasio en el mantenimiento del equilibrio de los fluidos, de los niveles ácido-alcalinos, de la salud de los sistemas nervioso y muscular y de todo el metabolismo celular. |
| Buenas fuentes | Alimentos marinos, queso, tocineta, mantequilla de maní, comidas preparadas y sal de mesa. |
| Dosis diaria para la belleza sin edad en los adultos | Ninguna |
| Dosis diaria recomendada para adultos | 3-7 g, pero ahora se cree que debe ser 1 g o menos. |
| Síntomas de deficiencia | Dolores de cabeza, náusea, diarrea, calambres musculares y cansancio y fatiga en clima cálido; en casos extremos, puede llegarse al agotamiento y a la insolación. |

## Yodo

| | |
|---|---|
| Funciones | Es esencial para el funcionamiento de la glándula tiroides, cuyas fallas afectan el crecimiento, el desarrollo físico y mental y la continuidad de una buena salud. También protege de la precipitación radiactiva. |

| | |
|---|---|
| *Buenas fuentes* | Mariscos, pescado de mar, algas marinas, sal marina y otros alimentos marinos. |
| *Concentrados* | Ceniza de algas; tabletas multiminerales. |
| *Dosis diaria para la belleza sin edad en los adultos* | 100-130 mcg |
| *Dosis diaria recomendada para adultos* | 100-130 mcg |
| *Dosis diaria recomendada para niños* | Una pizca. |
| *Síntomas de deficiencia* | Inflamación de la glándula tiroides (anomalía conocida como bocio), lo que trae como consecuencia apatía y fatiga, pulso lento, baja presión sanguínea, sequedad de la piel, fragilidad del cabello y tendencia a un rápido aumento de peso con una baja absorción de calorías. La deficiencia de yodo se asocia con una alta proporción de cáncer de la glándula tiroides, con altos niveles de colesterol y con enfermedades del corazón. |

## Zinc

| | |
|---|---|
| *Funciones* | Ayuda en la acción de las enzimas, en la formación de las proteínas y en la renovación de las células. |
| *Buena fuente* | Mariscos. |
| *Concentrados* | Tabletas multiminerales. |
| *Dosis diaria para la belleza sin edad en los adultos* | 15-600 mg |

| | |
|---|---|
| *Dosis diaria recomendada para adultos* | 15-20 mg |
| *Dosis diaria recomendada para niños* | 3-10 mg (según la edad) |
| *Síntomas de deficiencia* | Baja resistencia a las infecciones, curación lenta, crecimiento retardado e infecciones de la piel. Se ha indicado que en Occidente es común esta deficiencia. |
| *Comentario* | Una dieta rica en fósforo puede acarrear deficiencia de zinc. |

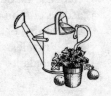

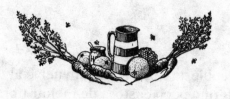

# Estreñimiento

El estreñimiento es un mal común que causa un deterioro general de la salud. Si no es tratado, puede causar letargo, várice, hemorroides, cáncer del intestino y otras enfermedades resultantes del envenamiento sistemático de los órganos.

La causa más común de él es la falta de fibra en la dieta. Otros factores que lo causan, derivados del tipo de alimentación, son la deficiencia de inositol, colina, niacina, vitamina B1 o potasio (véanse las tablas de vitaminas y minerales, páginas 63 a 90).

## Alimentos naturales laxantes

### MELAZA NEGRA

La melaza, con su alto contenido de inositol, alivia el estreñimiento, lo que la hace un laxante natural. Puede tomarse una cucharada de melaza en un vaso de leche; pero debe cuidar siempre de lavarse después la boca o, aún mejor, cepillarse los dientes, para prevenir la caries dental.

## SALVADO

El salvado, cubierta fibrosa que envuelve al trigo, constituye una forma poco costosa de incluir fibra en la dieta. Es rico en aneurina (vitamina B1), cuya escasez puede ser la causa de deficiente eliminación. También contiene proteínas, calcio, hierro y vitaminas en cantidades apreciables.

El salvado grueso, que está compuesto de partículas grandes, es el más eficaz para tratar el estreñimiento. Se debe comenzar por tomar dos cucharaditas dos veces al día y luego ir aumentando gradualmente la dosis hasta llegar a dos cucharadas, dos o tres veces diarias. Puede producirse flatulencia, pero ésta desaparecerá tan pronto como el salvado se haya convertido en parte de la dieta diaria.

## GERMEN DE TRIGO

Este cereal, rico en vitamina B y en otros nutrimentos, es excelente como activador de intestinos perezosos y como alimento para organismos agotados.

Antes de servir, se puede rociar una cucharada de germen de trigo en los cereales y ensaladas y en el jugo de frutas, las sopas y los estofados.

## YOGUR (NATURAL)

La saludable bacteria del yogur utiliza el azúcar de la leche para convertirla en ácido láctico, el cual ayuda a producir excrementos blandos que se eliminan fácilmente y sin esfuerzo.

Se puede verter sobre los cereales del desayuno, sobre la ensalada de frutas, o simplemente tomarlo solo.

# Un comienzo de día rico en fibra

* Naranja, toronja o piña (enteras o en jugo fresco) *seguida de*
* albaricoques secos con tajadas de manzana, germen de trigo y leche o yogur

  *o* ciruelas con banano en tajadas, salvado y leche o yogur

  *o* gachas con uvas pasas, germen de trigo y leche

  *o muesli* con tajadas de higo, semillas de girasol, salvado y leche o yogur

  *o* yogur con tajadas de pera, germen de trigo y melaza

  *seguido de*
* una tostada de pan integral con miel

  *o* pan de salvado tostado con miel

  *seguido de*
* leche o jugo de frutas con levadura de cerveza.

# Plan de limpieza interna

¿Ha estado usted trabajando mucho, con demasiadas preocupaciones, comiendo "comida rápida" y haciendo muy poco ejercicio, sin relajarse, y durmiendo mal? ¿Se está sintiendo tenso, cansado, pasado de peso e incapaz de competir? Si la respuesta es afirmativa, usted podrá beneficiarse enormemente del Plan de limpieza interna. Esta limpieza completa, beneficiosa tanto física como psicológicamente, no implica ayuno, ni siquiera algo remotamente desagradable, sino que es un programa que mima y desintoxica su organismo, haciendo que usted se vea y se sienta como nuevo. Una fortuna invertida en cremas y pociones puede aportar resultados satisfactorios iniciales, pero sólo será un estímulo transitorio que no va a proporcionar beneficios a largo plazo. En cambio, con el Plan de limpieza interna, el énfasis está puesto en beber grandes cantidades de líquido, con el objeto de expulsar las impurezas, y en comer alimentos frescos, completos, con alto contenido de fibra y de vitaminas naturales que, cuando están crudos, poseen notables propiedades que contribuyen a mejorar la actividad celular, a aumentar la energía y a proteger al organismo del envejecimiento prematuro y de las enfermedades asociadas con la edad avanzada.

Para este programa de limpieza usted necesita entre treinta y seis horas y varios días, si puede estar solo. Si su pareja va a ausentarse por asuntos de negocios, usted puede arreglárselas para que, al mismo tiempo, los niños se queden con los abuelos. Las personas que vivan solas pueden programar los días que les convengan; en ese caso, lo más práctico suele ser los fines de semana.

Para esos días, debe proveerse de muchas frutas frescas, especialmente de uvas, limones, naranjas, piñas, toronjas y sandías, y de verduras e ingredientes para ensalada, tales como aguacates, lechuga, repollo, perejil, berros, tomates, pimientos (verdes, rojos y amarillos), pepinos cohombros, cebollas, apio, zanahorias, etc., sin olvidar las semillas de girasol, calabaza y ajonjolí. Hay que cuidar de que haya suficientes vitaminas y alimentos maravillosos como aceite de hígado de bacalao (puede ser en cápsulas), levadura de cerveza — que contiene todas las vitaminas B —, tabletas de calcio, leche semidescremada o descremada líquida o en polvo, germen de trigo, yogur (natural) y melaza.

El agua es un magnífico limpiador interno que ayuda a detener el proceso de envejecimiento y, por tanto, forma parte importante del tratamiento. Las células del cuerpo están casi enteramente compuestas de agua, pero el café, el té y el alcohol, consumidos en exceso, las deshidratan causándoles una muerte prematura. Al restituirle al organismo sus fluidos naturales, se ayuda a mantener la juventud y la salud de las células. Tome un gran vaso de agua mineral tibia a primeras horas de la mañana y después a lo largo del día, desde ahora y durante todos los días de su vida.

## Día 1

### Al despertarse

1 Tiéndase boca arriba y estire los músculos varias veces como un gato, y luego doble las coyunturas. Una vez tonificado, usted estará listo para comenzar el día.

2 Tome un gran vaso de agua mineral tibia (con limón, si lo desea).

## Desayuno

El jugo de 1 naranja y de 1 limón y, encima, agua mineral tibia
*seguido de*
una tajada de sandía (rociada con jengibre, si lo desea)
o una tajada de piña
*seguido de*
yogur mezclado con una manzana en rodajas (sin pelar), semillas de girasol, salvado (2 cucharadas), germen de trigo (1 cucharada) y melaza (1 cucharadita)
*seguido de*
un vaso de agua mineral (con limón, si lo desea)
o una taza de tisana con limón
*inmediatamente después de comer, tome*
aceite de hígado de pescado, o cápsulas de él, equivalente a 5 000 UI de vitamina A y 400 UI de vitamina D; levadura de cerveza, el equivalente a 2 cucharaditas; y calcio (800 mg).

## Después del desayuno

Programe el tratamiento de belleza del día. Acuérdese de incluir arreglo del pelo; limpieza de la piel utilizando máscara y estropajo; tonificación y humectación; depilación de la cara y el cuerpo; tratamiento para las uñas, las manos y los pies.

## Al mediodía

Coma algunos pedacitos de frutas al gusto (no bananos)
*seguido de*
un vaso de agua mineral tibia (con limón, si lo desea).

### Almuerzo

Pollo, pescado o hígado (asado)
*con* ensalada consistente en zanahoria en cubitos, cebolla, apio, repollo, aguacate, perejil y semillas de girasol con aceite vegetal (exprimido en frío) y jugo de limón o vinagre de sidra, o con yogur y aguacate licuados juntos
*seguido de*
un vaso de agua mineral tibia (con limón, si lo desea)
*o* una taza de tisana con limón.

### Al *promediar la tarde*

Vaya a dar un paso rápido por un parque o por cualquier espacio abierto
*al regresar*
coma algunos pedacitos de frutas al gusto (no bananos)
*seguido de*
un vaso de agua mineral tibia (con limón, si lo desea).

### Al *final de la tarde* (hacia las 6 p.m., no después)

Pollo, pescado o hígado (asado)
*con* una ensalada consistente en lechuga, tomate, pimiento, pepino cohombro, cebolletas, berros y semillas de girasol, ajonjolí y calabaza y nueces (sin sal) con aceite vegetal (exprimido en frío) y jugo de limón o vinagre de sidra, o con yogur y aguacate licuados juntos.

### Antes de acostarse

1 Tome un baño de tina. Agregue al agua tibia (no caliente), una taza de vinagre de sidra y dos cucharadas de aceite vegetal. El vinagre de sidra, que limpia la piel de impurezas y de células muertas, produce un delicioso efecto relajante. El aceite reviste al cuerpo de una fina capa lubricante, con lo que previene la exce-

siva secreción sebácea provocada por el baño. También es un buen humectante del cuerpo.

2 Frótese el cuerpo suavemente con estropajo.

3 Mientras está remojándose, tómese una bebida de melaza (1 cucharadita de melaza disuelta en una taza de leche enriquecida).

4 Enjuáguese con agua un poco menos tibia antes de secarse bien con la toalla.

5 Cepíllese los dientes concienzudamente. La melaza es una fuente rica en sustancias nutritivas, pero, como todo azúcar, si se le permite que cubra los dientes, puede causar problemas dentales.

## Día 2

Como el día 1.

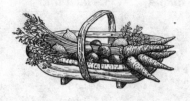

# Peso

## El peso ideal

Usted sabe cuánto pesa, ¿pero sabe cuál debiera ser su peso ideal? Estudie las siguientes tablas y establezca, de acuerdo con su estatura y su constitución física (sin hacer trampas), cuál debe ser su peso.

### TABLA DEL PESO IDEAL PARA MUJERES DE TREINTA AÑOS EN ADELANTE

| Estatura | Constitución pequeña | | Constitución mediana | | Constitución grande | |
|---|---|---|---|---|---|---|
| cm | lb | kg | lb | kg | lb | kg |
| 142 | 86- 92 | 39-42 | 90-101 | 41-46 | 98-113 | 44-51 |
| 145 | 89- 96 | 40-43 | 93-105 | 42-47 | 100-116 | 45-52 |
| 147 | 92- 98 | 42-44 | 96-108 | 44-49 | 103-119 | 46-54 |
| 150 | 94-101 | 43-46 | 99-111 | 45-50 | 107-122 | 48-55 |
| 152 | 96-104 | 44-47 | 102-114 | 46-52 | 110-125 | 50-57 |
| 155 | 98-107 | 45-48 | 105-117 | 47-53 | 112-129 | 51-58 |
| 157 | 101-110 | 46-50 | 108-120 | 49-54 | 115-132 | 52-60 |

| Estatura | Constitución pequeña | | Constitución mediana | | Constitución grande | |
|---|---|---|---|---|---|---|
| cm | lb | kg | lb | kg | lb | kg |
| 160 | 104-113 | 47-51 | 111-124 | 50-56 | 119-136 | 54-61 |
| 163 | 107-116 | 48-52 | 113-127 | 51-57 | 123-139 | 56-63 |
| 165 | 110-119 | 50-54 | 116-130 | 52-59 | 126-142 | 57-64 |
| 168 | 113-123 | 51-56 | 119-135 | 54-61 | 129-146 | 58-66 |
| 170 | 117-127 | 53-57 | 124-140 | 56-63 | 133-150 | 60-68 |
| 173 | 121-131 | 55-59 | 129-144 | 58-65 | 137-155 | 62-70 |
| 175 | 125-135 | 57-61 | 133-149 | 60-67 | 142-160 | 64-72 |
| 178 | 129-140 | 58-63 | 136-152 | 61-69 | 146-164 | 66-74 |
| 180 | 133-145 | 60-66 | 140-155 | 63-70 | 150-169 | 68-76 |
| 183 | 137-149 | 62-67 | 144-159 | 65-72 | 153-173 | 69-78 |

## TABLA DEL PESO IDEAL PARA HOMBRES DE TREINTA AÑOS EN ADELANTE

| Estatura | Constitución pequeña | | Constitución mediana | | Constitución grande | |
|---|---|---|---|---|---|---|
| cm | lb | kg | lb | kg | lb | kg |
| 157 | 112-120 | 51-54 | 118-129 | 53-58 | 126-141 | 57-64 |
| 160 | 115-123 | 52-56 | 121-132 | 55-60 | 129-144 | 58-65 |
| 163 | 118-126 | 53-57 | 124-135 | 56-61 | 132-148 | 60-67 |
| 165 | 121-129 | 55-58 | 127-139 | 57-63 | 135-152 | 61-69 |
| 168 | 124-133 | 56-60 | 130-143 | 59-65 | 138-156 | 62-71 |
| 170 | 128-137 | 58-62 | 134-147 | 61-66 | 142-161 | 64-73 |
| 173 | 132-141 | 60-64 | 138-151 | 62-68 | 146-166 | 66-75 |
| 175 | 136-145 | 61-66 | 142-156 | 64-71 | 151-170 | 68-77 |
| 178 | 140-150 | 63-68 | 146-160 | 66-72 | 155-175 | 70-79 |
| 180 | 144-154 | 65-70 | 150-165 | 68-75 | 159-179 | 72-81 |
| 183 | 148-158 | 67-71 | 154-170 | 70-77 | 163-184 | 74-83 |
| 185 | 152-162 | 69-73 | 158-175 | 71-79 | 168-189 | 76-85 |
| 187 | 156-166 | 71-75 | 162-180 | 73-81 | 173-194 | 78-88 |
| 190 | 160-171 | 72-77 | 167-185 | 75-84 | 177-199 | 80-90 |
| 193 | 164-176 | 74-80 | 172-190 | 78-86 | 182-204 | 82-92 |

# Calorías

Una caloría es simplemente la unidad de medida necesaria para producir energía. Las calorías se mantienen en permanente combustión, pero la cantidad exacta que se necesita para los requerimientos del organismo varía según las personas. A continuación se presenta una fórmula que sirve para establecer aproximadamente las necesidades de calorías de cada uno.

Primero hay que escribir lo que uno considere que es su peso ideal, es decir aquel con el cual se siente, se ve y actúa mejor (véanse las tablas de peso ideal). Por ejemplo, en el supuesto de que uno tenga una estatura de 168 cm, una constitución mediana, y un peso ideal de 122 lb (55 kg.; 1 lb es igual a 0.45kg.), hay que comenzar por multiplicar 122 por 15. Si uno tiene una edad entre los 18 y los 35, hay que sumar 200 a la cifra que se obtenga. Si la edad se sitúa entre los 35 y los 55, no hay que sumar ni restar nada. Los que estén entre los 55 y los 75, deben restar 300. Esta última cifra es aproximadamente el número de calorías que se necesitan para mantener el peso ideal del individuo que lleve una vida bastante activa.

$$
\begin{array}{rl}
\text{Peso ideal:} & 122 \text{ lb} \\
\text{x} & \underline{15} \\
& 1\,830 \text{ calorías}
\end{array}
$$

| | | |
|---:|:---:|:---|
| Edad 18-35 (+200) | = | 2 030 calorías |
| Edad 35-55 (+0) | = | 1 830 calorías |
| Edad 55-75 (-300) | = | 1 530 calorías |

# Perder peso

La capacidad normal de ingestión de una persona está relacionada con su constitución física sólo en parte, por eso, un hombre grande tiene una capacidad estomacal apenas un poco mayor que la de una mujer pequeña. Sin embargo, alguien acostumbrado a comer demasiado agranda la capacidad de su estómago a tal punto que éste continúa pidiendo las cantidades y clases de alimentos a las que está acostumbrado, hasta que pueda llegar a adquirir la disciplina que le permita satisfacerse con una ración diaria normal de comida de buena calidad. La ingesta de alimentos que excede los requerimientos del organismo es procesada, convertida y depositada en forma de grasa corporal.

## LA PSICOLOGÍA DE LA PÉRDIDA DE PESO

### Lo que debe hacer

- Masticar la comida lentamente. No solamente disfrutará más de ella sino que quedará satisfecho con porciones más pequeñas.
- Comer sólo cuando sienta hambre y no por el solo gusto de hacerlo.
- Comenzar por comer la carne, el pescado, el pollo o el hígado y las verduras. Así, cuando haya terminado, es posible que ya no quiera las papas.
- Tratar de arreglárselas para que la comida principal sea al mediodía o tan temprano en la noche como sea posible. Cuando los alimentos se comen tempra-

no, aumentan las posibilidades de que sus calorías se quemen y no se conviertan en grasa.

- Si siente deseos de golosinear, es mejor que lo haga con frutas y verduras crudas. Su alto contenido de fibra eliminará la sensación de hambre. El yogur natural tiene el mismo efecto.
- Tomar una cucharadita llena de miel o de gelatina o mermelada para diabéticos cuando sienta el deseo irresistible de algo dulce.
- Pensar siempre "en ser delgado o delgada". Cuando se hace, disminuye el antojo de comidas azucaradas y engordadoras.

## Lo que no debe hacer

- Culpar a las glándulas de los problemas de peso que usted tenga.
- Suprimir el desayuno con la esperanza de que esto va a ayudarlo a eliminar peso indeseado. El resultado de ello será el sentirse hambriento más tarde, cuando el consumo de calorías será mucho mayor que si hubiera comenzado el día con un huevo pasado por agua y una tajada de pan integral.
- Aderezar las ensaladas con salsas cremosas, mantequilla, crema para ensalada o mayonesa. Debe limitarse a usar simplemente aceite (de preferencia, exprimido en frío) y jugo de limón o vinagreta con vinagre de sidra.
- Servirse en un plato grande. Sírvase en varios platos pequeños; esto hará que las porciones parezcan tan grandes como aquellas a las que usted estaba acostumbrado.
- Comer las grasas animales, el azúcar o la sal que se

encuentran en las comidas procesadas o preparadas, en las carnes enlatadas u otras comidas de este tipo.

- Ingerir comidas o meriendas ricas en carbohidratos a altas horas de la noche. A menos que usted trabaje de noche, las calorías se convertirán en grasa.
- Tomar alcohol, a menos que sea indispensable. Tome jugos de frutas, o agua mineral con una tajadita de limón, lo que, en reuniones sociales, suele confundirse con ginebra y agua tónica.

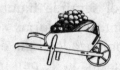

# Dieta de siete días
## para la reducción de peso

### Día 1

**Desayuno**
Jugo de toronja o de naranja (recién exprimido)
*seguido de*
4 cucharadas de *muesli* y nueces con 1/2 banano pequeño y leche (descremada)
*seguido de*
1 taza de leche (descremada)
o 1 taza de café (descafeinado) con leche (descremada)
*inmediatamente después de comer, tome*
aceite de hígado de pescado, o cápsulas de él, equivalente a 5 000 UI de vitamina A y 400 UI de vitamina D; el equivalente a 2 cucharaditas de levadura de cerveza; vitamina C (1 000 mg); aceite de germen de trigo o cápsulas de vitamina E, equivalentes a 140 UI; y calcio (800 mg).

*Al promediar la mañana*
1 vaso de jugo de apio o de cualquier jugo de verduras licuadas
o 1 taza de leche (descremada)
o 12 cucharadas de yogur (natural, descremado y ojalá hecho en casa) condimentado con canela o nuez moscada
o un taza de jugo de tomate (licuado en la licuadora).

*Almuerzo*
1 huevo en tortilla (preparado en poco aceite)
con una ensalada verde condimentada con jugo de limón y con aceite de germen de trigo (2 cucharaditas)

*seguido de*
yogur (natural) con semillas de girasol (1 cucharadita)
*seguido de*
1 taza de té con limón.

**Hora del té**
1 vaso de jugo de verduras.

**Comida**
100 g de carne magra
*con* una hortaliza de hojas verdes (ligeramente hervida)
*y* ensalada de tomate y semillas de girasol (2 tomates y
1 cucharada de semillas de girasol condimentados con
2 cucharaditas de aceite vegetal, exprimido en frío)
*seguido de*
1 taza de leche (descremada)
*o* 1 taza de té con limón o leche.

**Hora de acostarse**
1 taza de leche (caliente o fría).

## Día 2

**Desayuno**
Jugo de toronja o de naranja (recién exprimido)
*seguido de*
1 huevo revuelto
*con* 2 galletas de harina integral
*seguido de*
1 taza de leche (descremada)
*o* 1 taza de café (descafeinado) con leche (descremada)
*inmediatamente después de comer, tome*
aceite de hígado de pescado, o cápsulas de él, equivalente a 5 000 UI de vitamina A y 400 UI de vitamina D; el

equivalente a 2 cucharaditas de levadura de cerveza; vitamina C (1 000 mg); aceite de germen de trigo o cápsulas de vitamina E, equivalentes a 140 UI; y calcio (800 mg).

### Al promediar la mañana
1 vaso de jugo de apio o de cualquier otra verdura (licuado)
o una taza de leche (descremada)
o 12 cucharadas de yogur (natural, descremado) condimentado con canela o nuez moscada.

### Almuerzo
1 taza de jugo de tomate (licuado en licuadora)
*seguido de*
pescado (ligeramente asado) con germen de trigo (2 cucharaditas)
y una ensalada de apio, tomate, zanahoria y pepino cohombro condimentada con 2 cucharaditas de aceite vegetal (exprimido en frío) y jugo de limón
*seguido de*
12 cucharadas de yogur (condimentado con canela o nuez moscada)
*seguido de*
una taza de té con limón.

### Hora del té
Un vaso de jugo de vegetales (licuado en licuadora).

### Comida
Hígado (ligeramente asado)
con ensalada de repollo y pimientos rojo y verde, condimentada con jugo de limón o con un poquito de aceite (exprimido en frío)
*seguido de*
1 taza de leche (descremada)

o 1 taza de té con limón o leche (descremada)

**Hora de acostarse**
1 taza de leche (caliente o fría).

## Día 3

**Desayuno**
Jugo de toronja o de naranja (recién exprimido)
*seguido de*
1 huevo escalfado
*con* 2 galletas de harina integral
*seguido de*
1 taza de leche (descremada)
o 1 taza de café (descafeinado) con leche (descremada)
*inmediatamente después de comer, tome*
aceite de hígado de pescado, o cápsulas de él, equivalente a 5 000 UI de vitamina A y 400 UI de vitamina D; el equivalente a 2 cucharaditas de levadura de cerveza; vitamina C (1 000 mg); aceite de germen de trigo o cápsulas de vitamina E, equivalentes a 140 UI; y calcio (800 mg).

**Al promediar la mañana**
1 vaso de jugo de apio o de cualquier otra verdura (licuado)
o 1 taza de leche (descremada)
o 12 cucharadas de yogur (natural, descremado) condimentado con canela o nuez moscada.

**Almuerzo**
1 manzana
*seguida de*
una ensalada mixta (sin papas) con requesón y germen de trigo (2 cucharaditas llenas)

*seguido de*
una fruta (no banano)
o 12 cucharadas de yogur (descremado) con semillas de girasol
o frambuesas o fresas frescas
*seguidas de*
1 taza de té con limón
o 1 taza de café (descafeinado) con leche (descremada).

*Hora del té*
1 vaso de jugo de tomate o de cualquier otra verdura.

*Comida*
Pollo (asado y despellejado)
*con* una hortaliza de hojas verdes (ligeramente hervida)
*y* la ensalada que prefiera
*seguida de*
1 taza de leche (descremada)
o 1 taza de té con limón o leche (descremada).

*Hora de acostarse*
1 taza de leche (caliente o fría).

## Día 4

*Desayuno*
Jugo de toronja o de naranja (recién exprimido)
*seguido de*
2 cucharadas de gachas o de avena cocinada en agua con 2 cucharaditas de semillas de girasol y 1 cucharadita de melaza negra y leche (descremada)
*seguida de*
1 taza de leche (descremada)
o 1 taza de café (descafeinado) con leche (descremada)

*inmediatamente después de comer, tome*
aceite de hígado de pescado, o cápsulas de él, equivalente a 5 000 UI de vitamina A y 400 UI de vitamina D; el
equivalente a 2 cucharaditas de levadura de cerveza; vitamina C (1 000 mg); aceite de germen de trigo o cápsulas
de vitamina E, equivalentes a 140 UI; y calcio (800 mg).

## Al promediar la mañana
1 vaso de jugo de apio o de cualquier otra verdura
*o* 1 taza de leche (descremada)
*o* 12 cucharadas de yogur (natural, descremado) condimentado con canela o nuez moscada.

## Almuerzo
1 vaso de jugo de tomate (fresco)
*o* 1 manzana
*seguida de*
camarones
*con* ensalada mixta
*seguido de*
yogur (natural y descremado) con semillas de girasol y
germen de trigo (2 cucharaditas)
*o* una fruta (no banano)
*seguida de*
1 taza de té con limón.

## Hora del té
1 vaso de jugo de tomate o de cualquier otra verdura.

## Comida
Sopa (clara), preferiblemente hecha en casa
*seguida de*
pescado (asado)
*con* ensalada verde

*seguido de*
1 taza de leche (descremada)
o 1 taza de té con limón o leche (descremada).

*Hora de acostarse*
1 taza de leche (caliente o fría).

## Día 5

*Desayuno*
Jugo de toronja o de naranja (recién exprimido)
*seguido de*
1 tostada de trigo integral
*con* queso
*seguido de*
1 taza de leche (descremada)
o 1 taza de café (descafeinado) con leche (descremada)
*inmediatamente después de comer, tome*
aceite de hígado de pescado, o cápsulas de él, equivalente a 5 000 UI de vitamina A y 400 UI de vitamina D; el equivalente a 2 cucharaditas de levadura de cerveza; vitamina C (1 000 mg); aceite de germen de trigo o cápsulas de vitamina E, equivalentes a 140 UI; y calcio (800 mg).

*Al promediar la mañana*
1 vaso de jugo de apio o de cualquier otra verdura
o 12 cucharadas de yogur (natural, descremado) condimentado con canela o nuez moscada
o 1 taza de leche (descremada).

*Almuerzo*
1 vaso de jugo de tomate (fresco)
o una fruta (no banano)

*seguida de*
hígado (asado)
*con* 2 hortalizas, de las cuales una de hojas verdes (ligeramente hervidas)
*o* una ensalada al gusto y germen de trigo (2 cucharaditas)
*seguido de*
yogur (natural, descremado) condimentado con canela o nuez moscada
*seguido de*
1 taza de té con limón.

*Hora del té*
1 vaso de jugo de tomate o de cualquier otra verdura (fresco).

*Comida*
Pollo o carne salvajina (asados)
*con* una hortaliza de hojas verdes (ligeramente hervida)
*y* una ensalada mixta
*seguido de*
1 taza de leche (descremada)
*o* 1 taza de té con limón o leche (descremada).

*Hora de acostarse*
1 taza de leche (descremada), caliente o fría.

## Día 6

*Desayuno*
Jugo de toronja o de naranja (fresco)
*seguido de*
1 tostada de trigo integral con miel
*o muesli* con leche (descremada)

*seguida de*
1 taza de leche (descremada)
o 1 taza de café (descafeinado) con leche (descremada)
*inmediatamente después de comer, tome*
aceite de hígado de pescado, o cápsulas de él, equivalente a 5 000 UI de vitamina A y 400 UI de vitamina D; el equivalente a 2 cucharaditas de levadura de cerveza; vitamina C (1000 mg); aceite de germen de trigo o cápsulas de vitamina E, equivalentes a 140 UI; y calcio (800 mg).

*Al promediar la mañana*
1 vaso de jugo de apio o de cualquier otra verdura
o 1 taza de leche (descremada)
o 12 cucharadas de yogur (natural, descremado) con germen de trigo y semillas de girasol.

*Almuerzo*
1 taza de jugo de tomate
o 1 manzana
*seguida de*
queso crema (descremado)
*con* ensalada al gusto
*seguida de*
12 cucharadas de yogur (natural, descremado) con 1 cucharada de fruta fresca
*seguida de*
1 taza de té con limón.

*Hora del té*
1 vaso de jugo de tomate o de cualquier verdura.

*Comida*
Arroz integral (2 cucharadas llenas) con granos de soya

y semillas de girasol (2 cucharaditas llenas)
y ensalada de tomate
*seguido de*
1 taza de leche (descremada)
o 1 taza de té con limón o leche (descremada).

*Hora de acostarse*
1 taza de leche (descremada) caliente o fría.

## Día 7

*Desayuno*
Jugo de toronja o de naranja (fresco)
*seguido de*
sardinas sobre galletas de trigo integral
o queso crema (descremado) en galletas de trigo integral
*seguido de*
1 taza de leche (descremada)
o 1 taza de café (descafeinado) con leche (descremada)
*inmediatamente después de comer, tome*
aceite de hígado de pescado, o cápsulas de él, equivalente a 5 000 UI de vitamina A y 400 UI de vitamina D; el equivalente a 2 cucharaditas de levadura de cerveza; vitamina C (1 000 mg); aceite de germen de trigo o cápsulas de vitamina E, equivalentes a 140 UI; y calcio (800 mg).

*Al promediar la mañana*
1 vaso de jugo de apio o de cualquier otra verdura
o 1 taza de leche (descremada)
o 12 cucharadas de yogur (natural, descremado) condimentado con canela o con nuez moscada.

*Almuerzo*
1 taza de jugo de tomate
o una fruta (no banano)
*seguida de*
100 g de carne magra
con 2 hortalizas cocidas, una de ellas de hojas verdes (ligeramente hervida)
o ensalada de tomate y pimiento verde
*seguida de*
yogur (natural, descremado) con germen de trigo (2 cucharaditas)
*seguido de*
1 taza de té con limón o leche (descremada).

*Hora del té*
1 vaso de jugo de tomate o de cualquier otra verdura.

*Comida*
Sopa (clara), preferiblemente hecha en casa
o 1 manzana
*seguida de*
carne picada
con 2 hortalizas, una de ellas de hojas verdes (ligeramente hervida)
o ensalada al gusto
*seguida de*
1 taza de leche (descremada)
o 1 taza de té con limón o leche (descremada).

*Hora de acostarse*
1 taza de leche (descremada), caliente o fría.

# Jugos saludables para bajar de peso

### Coctel de zanahoria y apio

*1 parte de zanahoria*
*1 parte de apio*

Ponga los ingredientes en la licuadora, cubra con agua y licue hasta que la mezcla esté fluida. Esta ayuda para adelgazar, con su alto contenido en sodio, también es recomendable para la artritis y para el sistema nervioso.

### Delicia para adelgazar

*3 partes de zanahoria*
*1 parte de espinaca*

Ponga los ingredientes en la licuadora, cubra con agua y licue hasta que la mezcla esté fluida. Éste es un excelente depurador interno y una ayuda particularmente eficaz para las personas con problemas de sobrepeso.

### Ensalada sorpresa

*6 partes de zanahoria*
*5 partes de pepino cohombro*
*3 partes de remolacha*

Ponga los ingredientes en la licuadora, cubra con agua y licue hasta que la mezcla esté fluida. Es un magnífico medio para adelgazar, depurar y sanar.

## Cohombro fresco

*3 partes de pepino cohombro*
*1 parte de manzana*

Ponga los ingredientes en la licuadora, cubra con agua y licue hasta que la mezcla esté fluida. El jugo de cohombro, que es un diurético natural, y la manzana forman una combinación que estimula la actividad intestinal y que tonifica y limpia el sistema digestivo.

## Adelgazante vegetal

*8 partes de zanahoria*
*5 partes de apio*
*3 partes de pepino cohombro*

Ponga los ingredientes en la licuadora, cubra con agua y licue hasta que la mezcla esté fluida.

## Enemigo de la gordura

*6 partes de zanahoria*
*5 partes de manzana*
*5 partes de repollo*

Ponga los ingredientes en la licuadora, cubra con agua y licue hasta que la mezcla esté fluida.

## Especial Anita

*6 partes de zanahoria*
*5 partes de repollo*
*3 partes de espinaca*

Ponga los ingredientes en la licuadora, cubra con agua y licue hasta que la mezcla esté fluida. Esta bebida, que es rica en azufre y en colina, limpia el tracto intestinal y ayuda a combatir la flaccidez muscular. Su rico contenido en vitamina C actúa contra las infecciones. Beber jugo de repollo solo o combinado con otros jugos puede producir flatulencia, pero esto es un indicativo de que la flora intestinal no está tan saludable como debiera; en ese caso, hay que perseverar para que el intestino, al asimilar ese jugo, se haga más eficiente.

## Coctel de apio

*15 partes de apio*
*1 parte de toronja*

Ponga los ingredientes en la licuadora, cubra con agua y licue hasta que la mezcla esté fluida.

*Notas:* La parte es una medida de volumen y no de peso. Estos jugos son un método eficaz para bajar de peso, siempre y cuando formen parte de una dieta cuidadosamente controlada. Para más información sobre jugos de frutas y verduras, vuelva a la página 41.

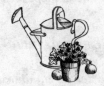

# ¿Peso bajo?

Si una persona es delgada, debe dar gracias y cuidar de permanecer así. En cambio, si es penosamente flaca y se siente mal, es aconsejable que trate de remediarlo; tener un aspecto desvaído y macilento es tan poco atractivo como ser demasiado gordo.

Para ganar peso no es necesario atiborrarse de comidas ricas en carbohidratos y bajas en proteínas, como uno podría imaginarse, sino ingerir alimentos deliciosos y reconstructores de los tejidos, ricos en proteínas, en calcio y en vitaminas B; con esto, aquellos que se encuentran tensos y extremadamente nerviosos podrán relajarse más fácilmente.

El siguiente menú no sólo mejora nuestra apariencia, sino que también hace que estemos más saludables y nos sintamos mejor, lo que tiene aún mayor importancia.

## Menú guía para aumentar de peso

**Desayuno**
un vaso de jugo de naranja, de piña o de toronja (fresco)
**seguido de**
1 huevo (escalfado o revuelto)
**con** 1 rebanada de pan de trigo integral
**o** gachas con miel o melaza negra y leche
**o** *muesli* con germen de trigo, miel y leche
**seguido de**
2 tostadas de trigo integral con margarina y miel, o melaza negra o queso o mantequilla de maní

**seguido de**
un vaso de leche con germen de trigo
**seguido de (opcional)**
café con leche
o té con leche.

**Al promediar la mañana**
un vaso de leche (enriquecida)
o un vaso de jugo de zanahoria (fresco)
o yogur (natural) con levadura de cerveza y miel o melaza negra.

**Almuerzo**
una taza de sopa de verduras
**seguida de**
ensalada de zanahoria, aguacate, uvas pasas y semillas de girasol, condimentada con vinagreta de aceite de maní (véase receta en la pág. 122)
o ensalada de camarones o de langostinos con apio, aguacate y vinagreta de aceite de maní
o ensalada de banano, naranja, uvas pasas y semillas de girasol con vinagreta de aceite de maní
o 2 huevos revueltos sobre pan integral (si no ha tomado huevos al desayuno)
o queso crema o requesón con pan integral
**seguido de**
ensalada de frutas (frescas) con nueces y yogur
o yogur (natural) con banano y miel o melaza negra
**seguido de**
un vaso de leche (enriquecida)
o té con leche o con limón.

**Hora del té**
un vaso de leche (enriquecida)

*o* leche de banano ( véase pág. 122)

*o* leche de semillas de girasol con nueces (véase pág. 122).

*Comida*
una taza de jugo de frutas o de verduras (fresco)
*seguido de*
carne (magra)
*o* hígado
*o* pescado
*o* pollo
(cualquiera de estas carnes, preferiblemente asada)
*con* papas (con cáscara o hervidas) con yogur (natural)
o margarina
*y* ensalada verde con vinagreta de aceite de maní
*o* dos hortalizas al gusto, de las cuales una de hojas verdes (ligeramente hervida)
*seguida de*
una fruta fresca o en compota
*o* una manzana al horno con uvas pasas
*y* miel y yogur (si se desea)
*seguidos de*
té con limón (una taza pequeña)
*o* café con leche (una taza pequeña).

*Hora de acostarse*
Un vaso de leche (enriquecida)
*o* leche de banano
*o* yogur (natural) con germen de trigo
*con* calcio, levadura de cerveza y otros suplementos de vitaminas y minerales.

# Recetas

### Vinagreta de aceite de maní para ensaladas

*570 ml de aceite de maní*
*285 ml de jugo de limón o de vinagre de sidra*
*1 cucharadita de mostaza (francesa)*
*miel (al gusto)*
*sal de mar (al gusto)*

Mezcle todos los ingredientes y bátalos hasta que el líquido quede uniforme. Póngalo en una botella con tapa de rosca y refrigérelo.

### Leche de banano

*1 banano (grande y muy maduro)*
*570 ml de leche*
*miel o melaza negra (al gusto)*

Ponga todos los ingredientes en la licuadora y licue hasta que la mezcla esté fluida.

### Leche de semillas de girasol con nueces

*50 g de nueces (sin sal) mezcladas*
*con semillas de girasol*
*570 ml de leche*
*miel (al gusto)*

Ponga las nueces en un molino de café y muélalas hasta obtener una consistencia fina. Luego vierta las nueces, la leche y la miel en una licuadora y licue hasta que la mezcla esté fluida.

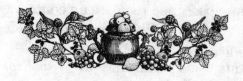

# Sueño

El descanso, en estado de completa relajación, es necesario si queremos desempeñarnos con eficiencia y mantenernos en la mejor forma. Infortunadamente, el reposo que culmina en el sueño puede convertirse en algo cada vez más penoso, a medida que los problemas, las dudas y los temores crecen. Incluso aunque durmamos, cuanto más ansiosos y tensos nos encontremos, más difícil nos será alcanzar el grado de profundidad y de inconsciencia necesarias para sentirnos recuperados.

Una vez acostados, no debemos dejarnos esclavizar por la ansiedad; es mejor ponerla a dormir hasta la mañana siguiente. Así mismo, hay que adoptar una postura confortable. La posición fetal, que consiste en yacer de medio lado, curvado sobre sí mismo, es considerada como la más descansada, pero yo he encontrado que acostarse boca arriba, sin almohadas, también puede proporcionar una muy buena relajación.

Enseguida concéntrese en aflojar los músculos. Primero, flexione y relaje los pies, luego los tobillos, las pantorrillas, los muslos, los brazos, las manos, el cuello y la espalda. Usted quedará sorprendido de la cantidad de músculos que tiene tensos.

El siguiente paso, que requiere un control mental más consciente, consiste en liberar la mente de ideas, pensamientos e imágenes, por más vagas, transitorias e insignificantes que éstas sean. Trate de  visualizar la mente como una amplia pantalla negra que hay que mantener vacía. Aparte de su mente cualquier "imagen" en el momento en que aparezca. A medida que las distancias entre "imágenes" se hacen mayores, el sueño va eclipsando los pensamientos que van presentándose.

## *Ayudas naturales para dormir*

1 Salir a pasear a buen paso en espacios abiertos y verdes durante el día y al final de la tarde, si es posible; el aire fresco es un tranquilizante natural.

2 Tomar un baño tranquilo y relajante en agua caliente antes de recogerse a dormir (véase la página 251).

3 Beber un vaso de leche tibia antes de irse a la cama. Esto puede parecer pasado de moda, pero resulta. Evitar el té,  el café, el alcohol y otros estimulantes fuertes.

4 Los que sufren de insomnio deben tomar dos o tres tabletas de calcio o de vitamina B6 en forma de levadura de cerveza, u otras del complejo B, con alguna bebida con leche, o de aquéllas que se usan para producir sueño (véanse las páginas 127 y 128).

5 Leer un buen libro en la cama antes de apagar la luz.

6 Dormir con la ventana de la alcoba parcialmente abierta.

# Menú para ayudar a dormir

**Desayuno**
Una fruta o un jugo de fruta (fresco)
*seguido de*
un huevo con pan integral
o cereal integral con germen de trigo y leche, yogur (natural) o suero
*seguido de*
leche (preferiblemente enriquecida)
o suero
o café (descafeinado) preparado con leche.

**Al promediar la mañana**
Yogur (natural)
o leche
o suero
*con* tabletas de calcio equivalentes a 300 mg.

**Almuerzo**
Ensalada con requesón o queso cheddar
*seguida de*
flan de huevo
o pudín de leche
o suero
o yogur (natural)
o leche.

## Al *promediar la tarde*
Leche
*o* jugo de tomate
*con* tabletas de calcio equivalentes a 300 mg
*y* levadura de cerveza equivalente a 2 cucharaditas.

## *Comida*
Jugo de frutas o de verduras
*seguido de*
hígado (asado)
*o* pescado (asado o hervido)
*o* carne (magra)
*o* pollo
*con* dos hortalizas cocidas, de las cuales una de hojas
verdes (ligeramente hervida)
*seguidas de*
yogur (natural) con una fruta fresca
*o* queso con galletas de trigo integral
*o* leche.

## *Antes de acostarse*
Una bebida caliente a base de leche, preferiblemente
preparada con leche enriquecida
*o* alguna otra bebida que estimule el sueño
*con* tabletas de calcio equivalentes a 400 mg
*y* levadura de cerveza equivalente a 2 cucharaditas.

*Nota:* Este menú, que ha sido concebido específicamente para asegurar un buen sueño nocturno cuando todo lo demás ha fallado, puede tomarse por varios días continuos. Después, es mejor adoptar el menú de reducción del estrés (véase pág. 133).

# Bebidas nocturnas estimulantes del sueño

## Especial para la hora del sueño

*285 ml de leche caliente*
*(preferiblemente enriquecida)*
*1 cucharada de leche en polvo (descremada)*
*2 cucharaditas de melaza negra*
*2 cucharaditas de levadura de cerveza*

Disuelva la melaza en un poquito de agua caliente, agregue la leche en polvo y mezcle bien. Agregue la leche caliente y la levadura y revuelva concienzudamente.
La especial para la hora del sueño es una bebida que provoca un sueño apacible, del cual usted se despertará muy recuperado.

## Leche de melaza

*285 ml de leche caliente*
*(preferiblemente enriquecida)*
*2 cucharaditas de melaza negra*

Agregue la melaza a la leche caliente y revuelva hasta que esté disuelta.
Esta leche es excelente para conseguir un sueño descansado.

## Leche de Hierbabuena

*1/2 cucharada de hojas de*
*hierbabuena (secas)*

140 ml de leche caliente
(preferiblemente enriquecida)
miel (al gusto)

Vierta la leche sobre las hojas y déjelas en infusión
durante siete minutos. Cuele el líquido y agréguele
la miel.

## Tisana de trébol rojo

25 g de flores de trébol rojo (frescas)
570 ml de agua hirviendo

Vierta el agua hirviendo sobre las flores y déjelas en
infusión durante veinte minutos. Cuele.

## Tisana de manzanilla

12 g de flores de manzanilla (frescas)
o 6 g de flores de manzanilla (secas)
570 ml de agua hirviendo

Vierta el agua hirviendo sobre las flores y déjelas en
infusión entre quince y veinte minutos. Cuele.

## Coctel de toronja

1 vaso de jugo tibio de toronja (fresco)
2 cucharaditas de melaza negra
1 cucharadita de levadura de cerveza

Disuelva la melaza en un poquito de agua caliente.
Revuelva el líquido de melaza y la levadura de cerveza con el jugo de toronja.

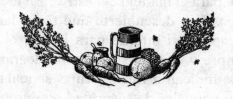

# Estrés

El estrés controlado forma parte integral de la vida moderna. Sin control, puede ser un asesino. El estrés inhibe la digestión y causa úlceras gástricas, jaquecas, insomnio e hipertensión arterial, para mencionar sólo algunas de las enfermedades que produce. También agota con rapidez la vitamina C depositada en las glándulas suprarrenales, lo que conduce a la destrucción de los tejidos y a un creciente aumento de la propensión a las infecciones y a las enfermedades. En ese caso, se recomienda el consumo abundante de vitamina C.

Obviamente, es vital una dieta concebida específicamente para que el organismo esté preparado para soportar un período de estrés (véase la página 133). Sin embargo, mientras no aprendamos a conservar y a no dilapidar la energía nerviosa, no poseeremos el secreto del no envejecimiento.

Todas las personas experimentan de una manera u otra el estrés diario, pero lo que es importante es poder encauzar esta energía nerviosa de manera productiva para poder reducir en forma significativa los efectos potencialmente nocivos del estrés.

Antes se pensaba que las drogas eran la única solución posible para el manejo del estrés. En la actualidad, los científicos han descubierto que todas las personas poseen la capacidad interna para liberar el exceso de estrés, siempre y cuando sepan cómo lograrlo. A continuación se indican algunas formas sencillas y fáciles de reducirlo a niveles de seguridad que no comprometan la salud.

## *Formas de manejar el estrés*

- Hablar de los problemas personales de una manera constructiva y lógica con un compañero, un familiar o un amigo cercano en quien se pueda confiar.

- Darle salida a la ira a través de una actividad física como la jardinería, la gimnasia, las caminatas, el trote, la natación, o cualquier otro deporte. Si una persona necesita dar rienda suelta a la ira en forma verbal, debe irse a algún lugar en donde no pueda ser oída y allí hablar o gritar ¡cuanto sea necesario! Esto le permitirá desahogarse sin necesidad de enfrentar ni recriminaciones ni consecuencias desagradables que puedan presentarse más tarde.

- Tomar un baño caliente y relajante (véase página 251).

- Hacer una pausa. Ir a un parque, a un río o a un espacio verde, abierto y tranquilo para tomar un respiro, oír el canto de los pájaros, el agua, etc., y gozar de las maravillas de la naturaleza.

- Practicar un *hobby* placentero. El mío, por ejemplo, es cuidar peces, que me resulta deliciosamente relajante.

- Aprender a aceptar las situaciones, cuando no se pueden cambiar. Hay que recordar que la tragedia y la mala suerte son encrucijadas del camino por donde todos tenemos que transitar para encontrar una vida mejor y más feliz.

- Hay que preocuparse por las dificultades del momento y olvidarse de las que puedan presentarse en el futuro ¡Tal vez nunca lleguen a presentarse!

- No hay que gastar energía en trivialidades. Debemos concentrarnos en lo importante y descartar lo demás.

Otra manera rápida de aliviar la tensión a lo largo del día, que es una de mis favoritas y que sólo toma unos pocos minutos, es sentarse con el cuerpo derecho en una silla de espaldar recto, cerca de una ventana abierta. En esta posición, cierre los ojos y respire profunda y lentamente. Ahora piense en algún pasatiempo que considere especialmente relajante — como caminar por el bosque, oír el canto de los pájaros, mirar cómo corre un arroyo, pescar, tomar un baño de sol sobre la arena dorada —, cualquier cosa que lo haga sentirse sosegado de verdad, y así deje que la mente flote. Por mi parte, imagino que me siento cerca de un arroyo o de un río. Mientras tiene los ojos cerrados, y respira profundamente, y se encuentra concentrado en sus propias ensoñaciones diurnas, escoja una palabra que compendie este sueño y, en voz baja y con lentitud, repita esa palabra que, en mi caso es "agua; agua, agua"... Respirar lenta y profundamente y dejar flotar mente y cuerpo como en una ensoñación diurna, es maravillosamente revitalizador.

## El relajador de la tabla inclinada

Sostenerse sobre la cabeza con los pies en alto durante algunos minutos por día es una magnífica forma de relajación muscular. Sin embargo, al tratar de hacerlo, es posible que no lo consiga, como en mi caso, y que, en cambio, pueda llegar a lastimarse.

Una técnica más segura, fácil y eficaz es la del relajador de la tabla inclinada. Éste consiste en una sólida tabla de madera corriente, de 45 cm de ancho y de aproximadamente 1.80 m de largo — o más larga si la persona que va a utilizarla es muy alta —, uno de cuyos extremos se asegura muy bien, para evitar resbalarse, sobre un banco o cualquier otro mueble, colocado contra la pared, que no tenga una altura mayor de 38 cm. Acuéstese sobre la tabla, con los pies hacia arriba y la cabeza cerca del suelo. Esta posición yoga, con la tabla como soporte, estira la columna vertebral, relaja los músculos y alivia la presión de las piernas, tobillos y pies hinchados y entumecidos, al mismo tiempo que, al aumentar el flujo sanguíneo en la cara, el cuero cabelludo y el cerebro, estimula los tejidos del cutis y del pelo y permite que el cerebro funcione con más rapidez y eficiencia. Arlene Dahl, una de las verdaderas bellezas de Hollywood, dice que "veinte minutos en una tabla inclinada son equivalentes a dos horas de sueño. Y si usted la utiliza diariamente, nunca necesitará templarse la piel".

Comience utilizando la tabla inclinada durante uno o dos minutos cada día y vaya aumentando un minuto por día hasta que pueda recostarse cómodamente durante quince minutos dos veces al día o cada vez que se sienta cansado e incapaz de seguir adelante con algún problema.

## *Menú para reducir el estrés*

### Desayuno
Una naranja o un jugo fresco de fruta
*seguido de*
100 g de hígado (medio asado) como parte de una parrillada
o pescado como parte de una parrillada
o una tortilla de queso
o huevos (revueltos con leche en polvo descremada)
o queso con pan integral
o gachas cocinadas con leche y recubiertas de germen de trigo y con semillas de girasol
*seguidas de*
una tostada de cereal integral recubierta de queso o de mantequilla de maní o de melaza negra
*seguida de*
una bebida de leche enriquecida (véase la página 25), pero que no sea ni té ni café
*inmediatamente después de comer, tome*
aceite de hígado de pescado, o cápsulas de él, equivalente a 5 000 UI de vitamina A y 400 UI de vitamina D;

vitaminas B2 (20 mg) y B6 (20 mg), contenidas en la levadura de cerveza, o vitaminas del complejo B; vitamina C (1 000 mg); aceite de germen de trigo o cápsulas de vitamina E (entre 140 y 200 UI); y calcio (600 mg).

### Al *promediar la mañana*
Jugo de verduras o de frutas o una bebida con leche enriquecida, a la cual se le hayan agregado 2 cucharaditas de levadura de cerveza
*o* 16 cucharadas de yogur (natural) con 1 cucharadita de melaza negra.

### *Almuerzo*
Huevos (si no los comió al desayuno)
*o* hígado (asado)
*o* pescado
*o* pollo
*o* carne (magra)
cualquiera de las opciones anteriores debe ir siempre acompañada de verduras ligeramente hervidas o de ensalada verde regada con aceite vegetal (exprimido en frío)
*seguido por*
una fruta fresca al gusto
*o* nueces (sin sal) y semillas
*seguidas por*
leche enriquecida, suero o yogur (natural)
*inmediatamente después de comer, tome*
1 tableta de multivitaminas y minerales; 1 cucharadita (o su equivalente) de levadura de cerveza; y vitamina C (500 mg).

### Al *promediar la tarde*
lo mismo que al promediar la mañana

*Comida*
Sopa (hecha en casa)
o jugo de verduras
*seguido de*
hígado (asado)
o carne (magra)
o pescado
o pollo
o un plato preparado con fríjoles de soya
cualquiera de las opciones anteriores debe ir siempre
acompañada de ensalada regada con aceite vegetal (exprimido en frío) o de verduras ligeramente hervidas
*seguido de*
una fruta fresca
o yogur (natural) con frutas frescas
o nueces (sin sal)
*seguido de*
leche enriquecida
o suero.

*Hora de acostarse*
Leche enriquecida
o una bebida a base de leche
o yogur (natural) con melaza negra
con levadura de cerveza, equivalente a 1 cucharadita;
1 tableta de multivitaminas y minerales; y vitamina C
(1 000 mg).

Si se siente incapaz de tomar todos los suplementos en
las cantidades recomendadas o si acaso cree que necesita un tónico, el siguiente tónico de hígado es muy fácil de preparar y no tiene nada del desagradable sabor
que se le atribuye al hígado.

## Tónico de hígado

*1.15 litros de jugo de verduras*
*o de sopa clara de verduras*
*4 cucharadas de hígado (crudo)*
*3 cucharadas de perejil (fresco)*
*2 cucharadas de espinaca (fresca)*
*3 rodajas de cebolla*

Ponga todos los ingredientes en la licuadora y licue hasta que la mezcla esté fluida. Tome un vaso de este tónico, dos veces al día.

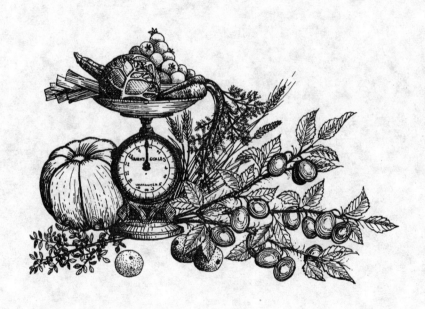

## SEGUNDA PARTE

*Belleza natural
de la cabeza a los pies*

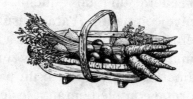

# La piel

## Nutrición de la piel

Muy pocas personas tienen la fortuna de poseer un cutis perfecto. La mayoría debe esforzarse para conseguirlo, pues la piel necesita una buena nutrición, vitaminas y minerales, alimentación externa, sueño, ejercicio y aire fresco para conservarse bella y sin desperfectos.

La piel no es una especie de inanimada película adhesiva que sirve de recubrimiento, sino un tejido vivo consistente en miles de millones de células compuestas en gran parte de proteínas y de otras sustancias nutricias. Para funcionar bien y conservarse saludable, la piel necesita proteínas. Cuando el consumo de proteínas excede los requerimientos de la piel y del organismo en general, éstas quedan temporalmente almacenadas con el fin de servir de suplemento cuando las células hayan absorbido los aminoácidos que ellas contienen. Si la ingestión de proteínas es suficiente, el nivel de los aminoácidos permanece constante, pero si se descuida la dieta, las reservas almacenadas se consumen con rapidez, lo cual se manifiesta en arrugas, pérdida del tono muscular y, en general, en todos aquellos signos relacionados con el envejecimiento. (Para consultar acerca de las mejores fuentes de proteínas, vuelva a la página 61).

Incluso en una dieta equilibrada, los suplementos vitamínicos y minerales desempeñan un papel adicional importante, porque complementan a los elementos nutritivos de las comidas frescas que pueden estar desprovistas de ellos total o parcialmente por la acción de la luz, del aire, del calor, de la cocción, de la manipulación, del almacenamiento y de la congelación.

## Síntomas de inanición

Las deficiencias de vitaminas individuales se muestran de diferentes maneras. La piel seca y arrugada es frecuente entre las mujeres cuya dieta es baja en vitamina A. A medida que las células se van muriendo, tapan los poros y esta acumulación se manifiesta en espinillas negras y blancas, que, al infectarse, se convierten en barros. La vitamina A está constituida por el caroteno, que se encuentra en las zanahorias, los albaricoques y en todas las hortalizas verdes. Otras buenas fuentes de vitamina A y de caroteno son el hígado, el aceite de hígado de pescado, la yema de huevo y la mantequilla.

Un síntoma muy común de deficiencia de vitamina B2 es fácilmente visible en forma de arruguitas que aparecen del labio superior hacia arriba. El lápiz labial se "corre" produciendo un aspecto irregular y sucio. Por otra parte, si la deficiencia es leve pero de larga duración, el labio superior se vuelve cada vez más delgado hasta quedar reducido casi sólo a una ranura. La fren-

te, la nariz y la barbilla toman una apariencia manteco-
sa, y pequeños depósitos de grasa, parecidos a las espinillas blancas, comienzan a acumularse bajo la piel.

Una coloración anormalmente subida de las mejillas
y de la nariz, que cuando se examina de cerca está
constituida por una red de vasitos sanguíneos situados
cerca de la superficie de la piel, es una afección del cutis que se denomina *acné rosácea*. Aunque en general
se la considera como manifestación de una buena salud, es sobre todo común entre los alcohólicos, y sus
síntomas pueden desaparecer en cuestión de semanas
si se corrige la nutrición y se consigue un máximo de
absorción. En estos casos, debe aumentarse el consumo
de hígado, leche, yogur, levadura de cerveza, germen de
trigo y otros alimentos que contengan vitamina B2 y
otras de las esenciales vitaminas B. Si se presenta deficiencia de una o más de las vitaminas B, se requerirá un
suplemento que las contenga todas.

Las arrugas, la falta de elasticidad, la fragilidad de los
huesos, etc., no son la consecuencia natural del envejecimiento, sino indicativos de una insuficiencia de vitamina C (ácido ascórbico), que es esencial en la formación y
en el mantenimiento del colágeno. Para conservar la juventud, la ingestión diaria de ácido ascórbico debe ser lo
suficientemente alta como para asegurar la saturación de
los tejidos, lo que se considera esencial para la salud.
Cuando se realiza la saturación y las células han obte-
nido toda la cantidad de vitamina C que necesitan, el organismo elimina cualquier exceso. Se deben ingerir diariamente frutas y jugos de frutas tales como limones,
naranjas y toronjas, que son las más ricas y fácilmente
accesibles fuentes de vitamina C. Investigaciones sobre
estos poderes regenerativos demostraron que, cuando se

les suministraban 4 000 miligramos diarios de vitamina C a pacientes recién operados, el proceso de recuperación aumentaba en forma extraordinaria.

La vitamina E también constituye una ayuda para el tratamiento de la piel dañada, quemada y con cicatrices. Conocida como "la vitamina del antienvejecimiento", es vital en la formación de las células del cuerpo y del tejido conjuntivo que las rodea. En los Estados Unidos, algunos médicos han descubierto que ayuda en el tratamiento de muchas enfermedades, especialmente en casos de coágulos sanguíneos, cuando el suministro de oxígeno es limitado, como en la trombosis coronaria, en anomalías del corazón, en el asma, etc. Esta vitamina está presente en varias formaciones conocidas como tocoferoles mixtos, que se encuentran en las nueces, las semillas, los cereales (enteros), el germen de trigo, el pan (integral) y los aceites exprimidos en frío.

La aplicación externa de aceites esenciales, que se absorben a través de las capas superficiales de la piel, ayuda a proteger y a preservar los tejidos conjuntivos, que se componen de colágeno (proteínas), y de esta manera garantiza la formación de una piel sana, firme y elástica.

# Piel seca

La piel seca es un problema que aumenta con la edad; pero la responsabilidad de ello no le corresponde a la edad sino a la actividad deficiente de las glándulas sebáceas.

El ritmo de envejecimiento de la piel depende de factores genéticos, del estado general de salud y del grado de exposición al sol, al viento, a la calefacción, a la polución atmosférica y a otros factores ambientales. Una dieta baja en las vitaminas y en los minerales esenciales trae como consecuencia una inadecuada reposición de las enzimas en las células, lo que acarrea la degeneración que se relaciona con el envejecimiento.

Para que la piel mantenga su apariencia suave y firme, además de una cantidad amplia de elementos nutritivos, necesita ser alimentada con aceites de pescado y sus derivados, aceites vegetales exprimidos en frío, mantequilla y nueces, etc. Las manifestaciones de la falta evidente de estos alimentos pueden observarse en el rostro de aquellas mujeres que están siguiendo un régimen demasiado estricto, carente de aceites y grasas. Al privar a su piel de los aceites esenciales, sacrifican, en forma inconsciente, un cutis joven y en cambio consiguen otro prematuramente arrugado.

Al aceite de hígado de bacalao, rico en vitaminas A y D y excelente embellecedor de la piel, es mejor tomarlo líquido que en cápsulas. Estoy de acuerdo en que tiene un olor desagradable, pero si se toma como quedó indicado en la página 24, ¡ni siquiera se nota! Aplicado en forma externa, el aceite de hígado de bacalao también alimenta la piel y, al seguir la receta de la página 161, se puede gozar de sus beneficios sin el olor. Un buen procedimiento para mejorar la piel seca es agregar a las vinagretas de las ensaladas aceites exprimidos en frío, como el de oliva, girasol, ajonjolí, cártamo, germen de trigo y de otros vegetales. Tomar dos cucharadas por día de cualquier aceite exprimido en frío, especialmente si se acompaña con aceite de hígado de bacalao, tiene efectos notables en la piel y en el cabello que pueden apreciarse en cuestión de semanas.

Conviene tratar de disminuir el consumo de té, café

y alcohol, que deshidratan las células de la piel, y reemplazar estas bebidas por agua mineral y tisanas. El agua mineral desintoxica los tejidos y así ayuda a mantener la piel templada, fresca y bella.

La acción de resecamiento que ejerce la calefacción sobre la piel, puede compensarse instalando un humedecedor de ambientes. Otra solución puede ser mantener un recipiente con agua en todas las habitaciones que tengan calefacción o, aún mejor, un acuario completo con peces y plantas, que no sólo va a resolver el problema del ambiente seco, sino que además alivia el estrés.

# Otros factores de envejecimiento

## EL SOL

El sol es la fuerza más destructiva que puede existir, en su acción de secar y envejecer prematuramente la piel. Los efectos de la sobreexposición son visibles en el cutis de cualquier devoto de los baños de sol: una piel con la textura y grosor del cuero curtido, floja y extremadamente arrugada, es el resultado de una prolongada deshidratación. Semejantes muestras de envejecimiento no aparecen de la noche a la mañana, sino que son la consecuencia de prolongadas exposiciones a lo largo de varios años. Para gozar del sol sin tener que sufrir sus efectos negativos, hay que saber cómo hacerlo, si es que se quiere de todos modos broncearse.

Es vital usar un protector de la piel que repela los nocivos rayos ultravioletas, cuya acción se manifiesta en quemaduras; pero una crema protectora de la piel, por muy elaborada que sea, no puede evitar la destrucción celular ni los cambios degenerativos de la estructura de la piel que determinan un envejecimiento prematuro. La única manera segura de mantener un cutis juvenil es evitar por completo el sol. Si, a pesar de todas las advertencias, usted está decidido a broncearse, debe aspirar a un tono que sea solamente uno o dos grados más oscuro que el normal de su piel. Comience por asolearse sólo durante diez minutos al día entre las nueve y las once de la mañana y entre las tres y las cinco de la tarde, cuando los rayos del sol tienen menor intensidad y, por lo tanto, son menos nocivos para la piel, siempre y cuando, claro está, la exposición sólo sea por cortos períodos. Aumente esta exposición gradualmente de cinco en cinco minutos cada día.

Antes de tomar un baño de sol, puede ingerir 1 000 mg de PABA (contenido en el grupo de vitaminas del complejo B). Se han realizado investigaciones que muestran cómo el PABA aumenta la tolerancia al sol sin que se produzcan quemaduras; pero hay que recordar que se trata de un recurso que no tiene el poder de prevenir los perjuicios que puedan causarse a las células.

## EL HÁBITO DE FUMAR

Los peligros de fumar son bien conocidos. Enfermedades como el cáncer de los pulmones, el enfisema, la osteoporosis, las del corazón y los bronquios están todas relacionadas directamente con este hábito; pero lo que no saben los fumadores es que, además de dañar la salud, el cigarrillo también acelera el envejecimiento de la piel. La razón se encuentra en que el fumar priva al organismo de la vitamina C, cuyas reservas, en condiciones diferentes, estarían disponibles, entre otras cosas para el mantenimiento de una piel sana. El doctor W. J. McCormick, de Canadá, descubrió que un cigarrillo destruye 25 mg de vitamina C, lo que significa que un fumador que consuma veinte cigarrillos al día está quemando la vitamina C correspondiente a la que se encuentra en diez naranjas de tamaño mediano. Un estudio extenso realizado sobre el perjuicio visible causado por el hábito de fumar, reveló que la piel de los fumadores se envejece veinte años antes que la de los no fumadores. Así que un fumador de treinta y cinco años es posible que tenga el cutis de una persona de cincuenta y cinco que no fuma. "Hay humo en tus ojos" reza una canción encantadora y sentimental, pero la realidad no es ni romántica ni especialmente atractiva, pues el solo hecho de fumar provoca la aparición de arrugas. El bizquear produce arrugas alrededor de los ojos, y el fruncimiento de los labios aumenta sus pliegues, tan visibles en el labio superior, que dan pie al "corrimiento" del lápiz labial. Por otra parte, el monóxido de carbono también genera daños en la piel al constreñir las venas y reducir la circulación, fenómenos éstos que provocan el resecamiento progresivo de la piel.

## EL ALCOHOL

El alcohol priva al organismo de las vitaminas B (necesarias para una piel sana) y de magnesio, cuya carencia puede causar un ataque al corazón. El alcohol tiene muchas calorías, no sirve funcionalmente desde el punto de vista nutricional y estimula al hígado a producir acetaldehído, que es un enlace cruzado tóxico presente en grandes cantidades en el hígado de bebedores y fumadores, que une entre sí las proteínas impidiéndoles actuar eficazmente y que, por tanto, es causa de envejecimiento. El alcohol continúa su trabajo invisible y destructor al taponar los diminutos vasos sanguíneos, con lo cual interfiere la circulación y priva a las células de oxígeno. Como resultado, ocurren daños celulares y hemorragias de los vasos capilares, que forman así una red de venas rojas; esta circunstancia favorece la aparición de la acné rosácea. Tomar de cuando en cuando un vaso de vino seco no va a causar ningún perjuicio, pero si una persona está verdaderamente preocupada por su apariencia, es mejor que permanezca totalmente "lejos de la botella".

## LAS DROGAS

Cualquier sustancia extraña — y todas las drogas, prescritas o no, se encuentran dentro de esta categoría —, al entrar en la corriente sanguínea es tóxica; pero la acción de la vitamina C la vuelve inocua; por desgracia, mientras defiende al organismo de esta manera, la vitamina se va destruyendo.

Un editorial del *Journal of the American Medical Association*, titulado "¿Es la aspirina una droga peligrosa?", hacía notar que la aspirina, que puede causar hemorragias internas, es potencialmente peligrosa si la dieta no contiene la cantidad de vitamina C suficiente para neutralizar su acción tóxica.

Al privar al cuerpo de esta valiosa vitamina antienvejecedora, una amplia ingestión de la cual tiene la reputación de retardar los signos visibles de la vejez, las drogas, al igual que el cigarrillo, aceleran los procesos relacionados con el envejecimiento.

## Problemas y soluciones

### ECCEMA

Las investigaciones indican que cada vez hay más personas que sufren de eccema, afección de la piel que se caracteriza por la picazón, el sarpullido y las ampollas que se vuelven costras y escamas. El eccema de origen alimentario y la psoriasis, que es una de las afecciones más persistentes, pueden desaparecer cuando la biotina (cuya mejor fuente es la levadura) y el ácido linoleico (que se encuentra en la lecitina, en el germen de trigo, en las semillas y en los aceites de girasol, de cártamo, de maíz y de soya) se agregan a la dieta. El eccema que aparece alrededor de la nariz, detrás de las orejas y en las cejas y el cuero cabelludo es uno de los más claros síntomas de deficiencia de vitamina B6. Esta afección puede ser corregida tomando 50 mg de dicha vitamina con cada comida, en forma de levadura de cerveza, que contiene todas las vitaminas B esenciales para la asimilación. Otras fuentes, en orden descendente, son la melaza negra, el germen de trigo, el hígado y el corazón.

El eccema puede ser la consecuencia de una reacción alérgica a algunos medicamentos, como los barbitúricos y las sulfonamidas, o al contacto con algunas sustancias, como el amoniaco que se encuentra en decolorantes y en productos químicos para la limpieza doméstica, o la lanolina (de las cremas para la piel y de los productos para el cabello), o el betanaftol y el mercurio amoniacal (de las cremas para las pecas), o las sales de bario (de los depilatorios), o el ácido bórico de los lápices de labios, etc. No es siempre fácil identificar el alergeno, pero la clave puede estar en la zona en donde ocurre la irritación. Si se trata de la cara, hay que inspeccionar las cremas para la piel, las lociones y las preparaciones para el cabello; si aparece en las axilas, hay que vigilar los depilatorios, los desodorantes y los antitranspirantes. Haga la prueba extendiendo un poco de la sustancia sospechosa sobre un emplasto y adhiriéndolo sobre una zona de la piel recién lavada. Retírelo al cabo de veinticuatro horas. La irritación de la zona en cuestión demostrará que usted es alérgico a la sustancia aplicada al emplasto.

Un remedio centenario para el eccema es lavar con agua de papa la zona afectada. El agua de papa se hace licuando una papa cruda (pelada). Esto ayuda a limpiar, nutrir y curar la piel.

## MANCHAS DEL HÍGADO (LENTIGINOSIS)

Aunque las llamen "manchas del hígado", no tienen nada que ver con el hígado, sino que son cambios de pigmentación de la piel causados por una prolongada deficiencia de ciertas sustancias nutritivas, agregada a la exposición a los rayos del sol o a los ultravioletas de las lámparas solares.

Las necesidades de vitaminas y minerales varían de persona a persona. Algunas mujeres, como resultado de sus características genéticas, del uso de anticonceptivos orales, del intenso estrés y de otros factores, necesitan una gran cantidad diaria de complementos de vitamina B. Si las vitaminas B, en especial el ácido fólico y el PABA, son insuficientes, pueden aparecer la pigmentación gris pardusca, que se asocia con el envejecimiento, y otros síntomas.

Generalmente, los dermatólogos alegan que nada se puede hacer para eliminar estas desagradables decoloraciones, pero una dieta balanceada, con suplementos de PABA y de vitaminas B, rica en ácido fólico puede hacerlas desaparecer, como yo misma he podido constatar. La dieta debe mejorarse tomando 16 cucharadas de yogur (natural) con una cucharada diaria de hígado desecado o comiendo hígado fresco una o dos veces por semana. Estos alimentos se deben combinar con un buen suplemento de complejo de vitamina B, consistente en un mínimo de 2 mg de ácido fólico y 300 mg de PABA tomados con las comidas, dos veces al día. El programa, continuado en forma indefinida, dará como resultado una piel clara, libre de lentiginosis, al cabo de seis meses.

Igualmente importante es permanecer alejado del sol, o por lo menos usar un sombrero de alas anchas y guantes de hilo para proteger la piel, como también evitar los productos protectores que contengan aceite de bergamota o sus derivados: éstos tienden a acelerar el oscurecimiento de la piel aun en días nublados, pero no protegen a las células de la piel de la destrucción causada por el sol, lo que se traduce en un envejecimiento prematuro. También es sabido que causan reacciones alérgicas en mujeres de piel sensible y predispuesta a las alergias.

# Programa
## para el cuidado de la piel

### PIEL SECA Y MUY ARRUGADA

#### Mañana

1 Limpiarse echándose agua tibia (no caliente) doce veces. Completar la limpieza echándose agua fría (no helada) doce veces. No usar jabón.

2 Masajearse la piel con el protector para la piel contra los radicales libres o aplicarse el tónico de vinagre de sidra (véanse págs. 160 y 161), o cualquier otro refrescante de la piel no alcohólico, usando un copo de algodón para limpiar suavemente; evitar tocarse los ojos.

3 Aplicarse profusamente un humectante diurno, empleando las puntas de los dedos y comenzando por la base del cuello, con golpecitos dirigidos hacia arriba y por toda la cara.

4 Esperar unos pocos minutos antes de aplicarse una segunda capa con la crema humectante no pegajosa que se prefiera.

5 Maquillarse.

#### Tarde

1 Para remover el maquillaje, aplicar sobre la piel una *cold cream* derretida o un aceite vegetal (exprimido en frío) ligeramente tibio. Dejarlo durante un minuto antes de quitarlo con un paño para la piel limpio, húmedo y tibio. Repetir la operación.

2 Para la limpieza, usar una crema limpiadora rica que

contenga lanolina. Removerla con un paño limpio, húmedo y tibio.

3 Limpiarse frotándose con germen de trigo (opcional). (Echar un poco de germen de trigo en la palma de la mano, humedecer con agua y, con un movimiento circular, masajearse suavemente la piel. Enjuagarse con agua templada).

4 Hidratarse la piel. Cerrando los ojos, rociarse con el hidratante de glicerina y agua mineral (véase pág. 161). Repetir la operación varias veces.

5 Aplicarse aceite para los párpados usando la punta de los dedos. Nunca frotar ni estirar la piel.

6 Aplicar el humectante nocturno que se prefiera.

## Tratamientos adicionales

1 Retirar las células muertas cada quince días, desprendiéndolas mediante frotamiento con avena o con almendras.

2 Aplicar sobre la piel aceite tibio (exprimido en frío) y masajearse suavemente hacia arriba durante cinco minutos, con la punta de los dedos, cuatro veces por semana.

3 Nadar o caminar con paso rápido en un parque o en un espacio verde abierto, durante veinte o treinta minutos, tres o más veces por semana.

## PIEL SECA LEVEMENTE ARRUGADA

### Mañana

1 Humedecerse cuidadosamente la piel antes de aplicarse, con la punta de los dedos, una espuma limpia-

dora no jabonosa. Enjuagarse echándose agua templada doce veces.

2  Masajearse la piel con el protector para la piel contra los radicales libres o aplicarse el tónico de vinagre de sidra (véanse págs. 160 y 161), o cualquier otro refrescante de la piel no alcohólico, usando un copo de algodón para limpiar suavemente; evitar el contacto con los ojos.

3  Aplicar profusamente un humectante diurno, empleando la punta de los dedos y comenzando por la base del cuello, con golpecitos dirigidos hacia arriba y por toda la cara.

4  Esperar unos pocos minutos antes de aplicarse una segunda capa con la crema humectante no pegajosa que se prefiera.

5  Maquillarse.

## Tarde

1  Para quitar el maquillaje, aplicar sobre la piel una *cold cream* derretida o un aceite vegetal (exprimido en frío) ligeramente tibio. Dejarlo durante un minuto antes de quitarlo con un paño para la piel limpio, húmedo y tibio. Repetir la operación.

2  Humedecerse cuidadosamente la piel antes de aplicarse, con la punta de los dedos, una espuma limpiadora no jabonosa. Enjuagarse echándose agua templada doce veces.

3  Hidratarse la piel. Cerrar los ojos y rociarse con el hidratante de glicerina y agua mineral (véase pág. 161). Repetir la operación varias veces.

4  Aplicarse aceite para los párpados empleando la punta de los dedos. Nunca frotar ni estirar la piel.

5 Aplicarse el humectante nocturno que se prefiera.

## Tratamientos adicionales

1 Retirar las células muertas una vez por semana, desprendiéndolas mediante frotamiento con avena o con almendras.
2 Aplicar sobre la piel aceite tibio (exprimido en frío) y masajear suavemente hacia arriba con la punta de los dedos, durante cinco minutos, tres veces por semana.
3 Nadar o caminar con paso rápido en un parque o en un espacio verde abierto, entre veinte y treinta minutos, tres o más veces a la semana.

## PIEL NORMAL MUY ARRUGADA

### Mañana

1 Limpiarse echándose agua tibia (no caliente) treinta veces. Completar la limpieza echándose agua fría (no helada) doce veces. No usar jabón.
2 Masajearse la piel con el protector para la piel contra los radicales libres o aplicar el tónico de vinagre de sidra (véanse págs. 160 y 161), o cualquier otro refrescante de la piel no alcohólico, usando un copo de algodón para limpiar suavemente; evitar el contacto con los ojos.
3 Aplicar profusamente un humectante nutritivo diurno, empleando la punta de los dedos y comenzando por la base del cuello, con golpecitos dirigidos hacia arriba y por toda la cara.
4 Esperar unos pocos minutos antes de aplicarse una

segunda capa con la crema humectante no pegajosa que se prefiera.

5 Maquillarse.

## Tarde

1 Para remover el maquillaje, aplicar en la cara una *cold cream* derretida o un aceite vegetal (exprimido en frío) ligeramente tibio. Dejarlo durante un minuto antes de quitarlo con un paño para la piel limpio, húmedo y tibio. Repetir la operación.

2 Para la limpieza, usar un limpiador a base de crema que contenga lanolina o aceite de coco, o ambos. Removerlo con un paño para la piel limpio, húmedo y tibio.

3 Limpiarse frotándose con germen de trigo (opcional).

4 Hidratarse la piel. Cerrando los ojos, rociarse con el hidratante de glicerina y agua mineral (véase pág. 161), o con agua mineral corriente. Repetir la operación varias veces.

5 Aplicarse aceite para los párpados usando la punta de los dedos. Nunca frotar ni estirar la piel.

6 Aplicarse el humectante nocturno que se prefiera.

## Tratamiento adicional

1 Remover las células muertas desprendiéndolas mediante frotamiento con sal de mar (fina), cada diez días.

2 Aplicar en la cara aceite tibio (exprimido en frío) y masajear hacia arriba con la punta de los dedos, durante cinco minutos, dos veces por semana.

3 Nadar o caminar con paso rápido en un parque o en un espacio verde abierto, entre veinte y treinta minutos, tres o más veces a la semana.

## PIEL NORMAL LEVEMENTE ARRUGADA

### Mañana

1 Humedecerse cuidadosamente la piel antes de aplicarse, con la punta de los dedos, una espuma limpiadora no jabonosa. Enjuagarse echándose agua fría (no helada) doce veces.

2 Masajearse la piel con el protector para la piel contra los radicales libres o aplicarse el tónico de vinagre de sidra (véanse págs. 160 y 161), o cualquier otro refrescante de la piel no alcohólico, usando un copo de algodón para limpiar suavemente; evitar el contacto con los ojos.

3 Aplicar profusamente un humectante diurno, empleando la punta de los dedos y comenzando por la base del cuello, con golpecitos dirigidos hacia arriba y por toda la cara.

4 Esperar unos pocos minutos antes de aplicarse una segunda capa con la crema humectante no pegajosa que se prefiera.

5 Maquillarse.

### Tarde

1 Para remover el maquillaje, aplicar sobre la piel una *cold cream* derretida o un aceite vegetal (exprimido en frío) ligeramente tibio. Dejarlo durante un minuto antes de quitarlo con un paño para la piel limpio, húmedo y tibio. Repetir la operación.

2 Humedecerse cuidadosamente la piel antes de aplicarse, con la punta de los dedos, una espuma limpiadora no jabonosa. Enjuagarse echándose agua templada hasta que no queden rastros.

3 Hidratarse la piel. Cerrar los ojos y rociarse con el hidratante de glicerina y agua mineral (véase pág. 161), o con agua mineral corriente. Repetir la operación varias veces.

4 Aplicarse aceite para los párpados empleando la punta de los dedos. Nunca frotar ni estirar la piel.

5 Aplicarse el humectante nocturno que se prefiera.

## *Tratamientos adicionales*

1 Remover las células muertas una vez por semana, desprendiéndolas mediante frotamiento con avena o con almendras.

2 Aplicar sobre la piel aceite tibio (exprimido en frío) y masajear suavemente hacia arriba con la punta de los dedos, durante cinco minutos, una vez por semana.

3 Nadar o caminar con paso rápido en un parque o en un espacio verde abierto, entre veinte o treinta minutos, tres o más veces a la semana.

## PIEL GRASOSA LEVEMENTE ARRUGADA

### *Mañana*

1 Humedecerse cuidadosamente la cara antes de aplicarse, con la punta de los dedos, una espuma limpiadora no jabonosa. Enjuagarse echándose agua fría (no helada) hasta eliminar los residuos.

2 Aplicarse suavemente sobre la piel, con un copo de algodón, un astringente; evitar el contacto con los ojos.

3 Masajearse con el protector para la piel contra los radicales libres (véase pág. 161).

4  Aplicarse una loción diurna.
5  Maquillarse.

## Tarde

1  Para remover el maquillaje, aplicarse sobre la piel una *cold cream* y dejarla durante un minuto antes de retirarla con un paño para la cara limpio, húmedo y caliente. Repetir la operación.
2  Limpiarse frotándose con avena o almendras.
3  Hidratarse la piel. Cerrar los ojos y rociarse con una loción consistente en partes iguales de un astringente y agua mineral. Repetir la operación.
4  Aplicar la loción nocturna que se prefiera.

## Tratamientos adicionales

1  Retirar dos veces por semana las células muertas, desprendiéndolas mediante frotamiento con sal de mar y almendras.
2  Aplicarse una máscara de limpieza profunda una vez por semana.
3  Nadar o caminar con paso rápido en un parque o en un espacio verde abierto, entre veinte y treinta minutos, tres o más veces a la semana.

# Una piel llena de belleza

Comiendo lo que yo llamo "alimentos para el cutis", ricos en vitaminas, minerales y elementos residuales, se estarán creando las bases para un tipo de belleza duradera.

Sin embargo, si usted busca un verdadero refuerzo

para el cutis en forma líquida, ¿por qué no prueba mi coctel de hierro y cobre para la piel?

### *Coctel de hierro y cobre para la piel*

*100 g de espinaca*
*100 g de perejil*
*570 ml de agua mineral*
*jugo de naranja (recién exprimido)*

Ponga las espinacas, el perejil y el agua mineral en una licuadora y licue hasta que la mezcla esté fluida. Agregue una taza de este líquido espeso y oscuro a una taza de jugo de naranja y revuelva concienzudamente. Bébalo sorbo a sorbo, lentamente. Un vaso lleno de este coctel, tomado tres veces al día, hace más por el cutis que todas los maquillajes y coloretes del mercado.

Otra bebida que constituye un excelente purificador de la piel es el agua de cebada.

### *Agua de cebada*

*4 cucharadas de cebada perlada*
*1.15 l de agua (hirviendo)*
*1 limón (tajado)*
*1 ó 2 naranjas (tajadas)*
*miel al gusto*

**Método 1**
Ponga en un recipiente la cebada lavada, las tajadas de limón y de naranja y la miel. Agregue el agua hirviendo, cubra y deje reposar durante seis horas. Cuele el líquido antes de tomarlo. Refrigérelo.

### Método 2

Este método, que es el que yo prefiero, requiere doblar las cantidades de los anteriores ingredientes. Ponga la cebada lavada en una cacerola grande, agregue el agua hirviendo y cueza a fuego lento por una hora. Exprima el jugo de las frutas, manteniendo el jugo y las cáscaras separadas. Cuele la preparación de cebada dentro de un tazón, agregue la miel y las cáscaras y deje reposar. Cuando la preparación esté fría, saque las cáscaras y viértale el jugo de frutas recién exprimido. Refrigere.

## PREPARACIONES PARA EL CUIDADO NATURAL DE LA PIEL

Hace años que vengo utilizando y recomendando preparaciones de belleza en que se emplean ingredientes naturales, y la respuesta ha sido asombrosa. Las preparaciones de belleza hechas en casa no son milagrosas, pero funcionan, y en forma extremadamente eficaz, sin reacciones alérgicas u otras desventajas que pueden encontrarse en los productos comerciales. Nuestra piel merece lo mejor, y los alimentos para la piel deben ser ricos desde el punto de vista nutricional ¡y agradables al paladar!

### Tónico de vinagre de sidra para la piel
#### (para pieles seca y normal)

2 cucharadas de vinagre de sidra
16 cucharadas de agua mineral

Vierta los ingredientes en una botella y tápela. Antes de usar el tónico, sacuda vigorosamente la botella. Este tónico sirve para restituir la capa ácida de la piel después de lavarse.

## Protector para la piel contra los radicales libres

*1 cucharada de aceite de ricino*
*1/2 cucharada de aceite de vitamina E*
*1/2 cucharada de aceite de almendras*
*1/2 cucharada de aceite de hígado de bacalao*
*1 tableta (500 mg) de vitamina C (triturada)*
*1 tableta de multivitaminas (triturada)*
*2 cucharadas de jugo de naranja*
*(recién exprimido)*
*1/2 cucharada de gelatina sin sabor*

Vierta los cuatro aceites en una licuadora y mezcle cuidadosamente. Disuelva la gelatina agregándole 35 ml de agua fría y luego agréguele 105 ml de agua hirviendo; revuelva y deje enfriar. Cuando el líquido gelatinoso esté frío, viértalo en la licuadora junto con los otros ingredientes y licue hasta que la mezcla esté fluida. Ponga el líquido en un recipiente, márquelo y refrigérelo.

Después de efectuar la limpieza de la piel, úselo generosamente antes de aplicarse el humectante de su preferencia.

**Nota:** Este protector para la piel *debe* ser usado en unión de un buen humectante.

## Hidratante de glicerina y agua mineral

*3 cucharadas de glicerina*
*570 ml de agua mineral*

Vierta los ingredientes dentro de un rociador limpio y tápelo. Sacuda vigorosamente el envase antes de rociar la piel, y extienda el líquido con la mano antes que esté completamente seco. Repita la operación a lo largo del día cada vez que pueda.

## Crema nutritiva nocturna para la piel madura

*1 frasco pequeño de crema*
*3 cucharaditas de miel*
*1 cucharadita de aceite de germen de trigo*
*2 yemas de huevo*

Derrita a fuego lento la miel en una cacerola pequeña y déjela aparte. Cuando se enfríe, agregue las yemas de huevo, la crema y el aceite y bata hasta que la mezcla esté fluida y cremosa. Póngala en un frasco, márquela y refrigérela. Aplíquesela profusamente en la cara y el cuello.

## Crema revitalizadora de mayonesa

*12 cucharadas de aceite de cártamo*
*2 cucharadas de vinagre de sidra*
*1 cucharadita de miel*
*1 cucharadita de sal de mar (fina)*
*1 yema de huevo*

Ponga dentro de un tazón o de una licuadora la yema de huevo, una tercera parte del aceite y una cuarta parte de la sal de mar y mézclelos concienzudamente. Vierta luego otra tercera parte del aceite y mezcle bien antes de agregar finalmente el vinagre, la miel y el resto de los ingredientes. Licue hasta que la mezcla esté fluida y luego póngala en un frasco, márquela y refrigérela.
Aplíquese esta crema después de lavarse por la mañana y cada vez que le sea posible a lo largo del día. En cuestión de semanas, va a darse cuenta de la notable mejoría que se ha operado.

# *Ejercicios:*
## *el estiramiento facial natural*

Uno de los aspectos del envejecimiento que más temen las mujeres es la flacidez de los músculos faciales y del cuello, que altera toda la simetría de la cara. Ésta requiere y merece el cuidado diario que ofrece nuestro programa para el cuidado de la piel (véanse págs. 151 a 158), pero también necesita algo más: ejercicios regulares. La cara, como el resto del cuerpo, es una escultura de músculos que necesita ejercitarse periódicamente para el mantenimiento de la firmeza y la juventud de sus contornos, pero, en comparación con lo que sucede con la gimnasia, se necesita mucho menos tiempo y esfuerzo para fortalecer, afirmar y tonificar los músculos faciales y estirar las arrugas. Los ejercicios faciales practicados regularmente remodelan una cara envejecida y flácida, y le devuelven sus contornos redondeados; y a medida que los músculos se hacen más fuertes y la circulación se activa, el color natural de la piel también mejora. Cualquiera que sea la edad que se tenga, nunca es tarde para darle un estiramiento a la piel de la cara.

Una vez aprendidos, usted puede ejecutar estos sencillos ejercicios cada vez que esté sola, o bien cuando esté bañándose (y este es el mejor momento de todos), o cuando esté haciendo los quehaceres domésticos, o preparando la comida, o mirando la televisión. Sólo es cuestión de incluirlos en los hábitos diarios. Los ejercicios faciales deben realizarse tras aplicarse aceite exprimido en frío o una rica crema humectante. Estirar la piel sin antes haberla lubricado puede aumentar, más bien que disminuir, las arrugas existentes.

Cuando ejecute por primera vez estos ejercicios faciales rejuvenecedores, colóquese enfrente de un espejo, con el fin de que verifique si lo está haciendo correctamente. Procure concentrarse en cada uno de los músculos que esté ejercitando y en el efecto benéfico que esté logrando.

## EJERCICIOS FACIALES

### Ejercicio 1

Este ejercicio, conocido como "El León", estira y entona los músculos y mejora la circulación sanguínea en la cara, el cuello y la laringe. Debe hacerlo cuando esté solo, por razones que entenderá enseguida.

Siéntese en una silla de espaldar recto, de manera que la cabeza y la espalda permanezcan derechas. Abra bien los ojos y la boca y extienda la lengua para abajo, hacia el mentón, lo que más pueda, con mucho esfuerzo. Manténgase así durante seis segundos, relájese y repita el ejercicio por lo menos seis veces.

### Ejercicio 2

Este ejercicio facial "de levantamiento" es el ideal para aquellos que estén interesados en contrarrestar la flacidez, la caída y la falta de tono de los músculos.

Siéntese ante un espejo, con el mentón ligeramente salido. Luego, con la boca entreabierta, sonría hacia arriba tanto como le sea posible, de manera que los músculos de la cara y del cuello queden tirantes en esa posición sonriente. Manténgase así durante veinte segundos, relájese y repita el ejercicio.

## Ejercicio 3

Entre los numerosos ejercicios que estimulan toda la cara al mismo tiempo, mi preferido es el llamado "Rostro feliz". Para gozar de todos sus beneficios, usted debe sentirse feliz y bastante relajado, así que póngase en situación y abandone las inhibiciones, abriendo los ojos y la boca tanto como le sea posible. Es decir: que su cara, con los ojos abiertos de par en par y con la boca abierta, dé la impresión de agradable sorpresa. ¿No es cierto que se siente bien?

Ahora viene el ejercicio. Con la boca cerrada, haga crujir las muelas posteriores, manténgase así durante diez segundos, relájese y repita el ejercicio.

## Ejercicio 4

Llénese la boca de aire de tal manera que las mejillas queden infladas. Ahora, déle vueltas al aire dentro de la boca, como si estuviera tratando de mascar un gran bocado de comida con dificultad. Manténgase así durante veinte segundos antes de soltar el aire de repente, con un ¡pop! Repita el ejercicio.

## Ejercicio 5

Este ejercicio de los ojos reduce las arrugas que se presentan por fruncir la frente, alisa las arruguitas de los párpados y de su alrededor, al igual que las del entrecejo, y ayuda a prevenir la formación de bolsas debajo de los ojos.

Habiéndose cubierto de aceite la totalidad de la cara, concéntrese especialmente en la zona de alrededor de los ojos; cierre con fuerza uno de ellos y levante y tense toda la cara del mismo lado con un guiño y una sonrisa. Manténgase así durante un segundo, relájese y repita el ejercicio treinta veces de cada lado.

## Ejercicio 6

Este ejercicio de estiramiento facial está concebido para alisar los pliegues que se forman entre la nariz y el labio superior.

Coloque los pulgares exactamente encima del labio superior y empújelo hacia arriba en dirección de la nariz mientras estira los músculos del labio hacia abajo para contrarrestar el empuje hacia arriba. Manténgase así durante seis segundos, relájese y repita el ejercicio.

## Ejercicio 7

Este es un excelente sistema para ejercitar y tonificar los músculos del mentón y de las mandíbulas.

Saque la lengua y trate de tocarse con ella la nariz. Manténgase así durante seis segundos y repita el ejercicio.

## Ejercicio 8

Este ejercicio es magnífico para evitar la papada. Al comienzo no es fácil de ejecutar, pero hay que perseverar hasta llegar a hacerlo bien. Junte las manos y entrelace bien los dedos. Ahora empújese el mentón con las manos así entrelazadas, al mismo tiempo que hace fuerza con el mentón en sentido contrario. Mantenga la presión durante veinte segundos, relájese y repita el ejercicio. Siga practicando, porque el esfuerzo vale la pena.

## Ejercicio 9

Es un ejercicio que ayuda a mantener el mentón y el cuello firmes y libres de arrugas.

Abra la boca hasta un máximo de dos y medio centímetros, ensánchela con una amplia sonrisa y muerda con fuerza una manzana imaginaria. Manténgase así durante seis segundos y repita el ejercicio ¿No es verdad que siente la respuesta de los músculos?

## Ejercicio 10

Este ejercicio es bueno para tonificar y mantener los contornos juveniles del cuello.

Siéntese con la cabeza y los hombros derechos. Sin mover la cabeza, haga una mueca estirando hacia abajo los ángulos de la boca. Manténgase así durante seis segundos, relájese y repita el ejercicio.

## Ejercicio 11

Para hacer este ejercicio de estiramiento del cuello, imagínese que su mentón está sosteniendo una caja, pequeña pero muy pesada, que usted está tratando de levantar. Levante el mentón y contraiga los músculos de debajo como para soportar ese gran peso. Manténgase así durante seis segundos, relájese y repita el ejercicio.

## Ejercicio 12

Para este ejercicio endurecedor de los músculos del cuello, siéntese en una silla de espaldar duro, de manera que la espalda quede vertical y los hombros derechos. Ahora, doble la cabeza hacia un lado de modo que la oreja casi toque el hombro (no hay que tratar de que el hombro llegue hasta la oreja: ¡esto sería hacer trampa!). Manténgase así durante diez segundos, relájese y repita el ejercicio con el otro lado. Si usted hace bien este ejercicio, sentirá que todos los músculos del cuello, incluso los que apenas ha utilizado, entran en juego.

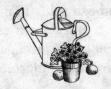

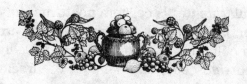

# Los ojos

## Nutrición de los ojos

Los ojos "son el espejo del alma" y "revelan" la personalidad, pero lo que reflejan con mayor precisión es el estilo de vida y el estado general de la salud. Cuando un médico examina los ojos con una linternita, puede reconocer y diagnosticar molestias que no afectan propiamente a los ojos en sí, sino al cerebro y a otras partes del cuerpo que sufren de tumores cerebrales, diabetes, leucemia, arterosclerosis y nefropatías. Los ojos relucientes cuya parte blanca tiene cierto tinte azulado y que son realmente brillantes denotan la clase de vitalidad que sólo puede provenir de la salud basada en una nutrición sana. En efecto, basta ver cómo las deficiencias nutricionales afectan en forma negativa a los ojos, para darse cuenta de la importancia que tienen tanto una buena alimentación como su asimilación y utilización.

La falta de vitaminas A, B2, B6, de inositol, y de vitaminas C y E y de los aminoácidos que forman las proteínas, constituye la causa de una serie de anomalías.

Un buen ejemplo es el de la vitamina A, cuya insuficiencia, aunque sea reducida, puede causar defectos visuales, particularmente "la ceguera nocturna", que dificulta la visión en la oscuridad. Se han realizado pruebas que mostraron cómo los automovilistas implicados en accidentes ocurridos cuando ya había oscurecido sufrían con frecuencia de deficiencias de esta vitamina. Otro síntoma es la sensibilidad a la luz brillante; tanto las mecanógrafas y los oficinistas que tienen enfrente el brillo del papel blanco, como los esquiadores y montañistas expuestos a la reflexión solar sobre la nieve recién caída, son especialmente propensos a la fatiga visual y a las dificultades de la visión. Si la situación empeora, pueden presentarse síntomas como ardor, comezón e inflamación de los párpados.

La sensibilidad a la luz brillante y la visión defectuosa cuando la iluminación es débil y opaca, son síntomas tempranos de insuficiencia de vitamina B2. A diferencia de lo que sucede a las personas con deficiencia de vitamina A, la visión nocturna permanece normal, siempre y cuando la dieta sea adecuada en lo que respecta a todas las otras sustancias nutritivas; pero si la carencia continúa o empeora, el paciente sufrirá de otros síntomas, como ojos llorosos, ardor, comezón en los párpados e inclusive grietas de la piel en las comisuras de los párpados. Los ojos inyectados y las cataratas ocurren en las personas con carencia de vitamina B6 y de ciertos aminoácidos.

El inositol, que es un miembro del complejo vitamínico B, normalmente se encuentra concentrado en el cristalino del ojo humano, lo que hace pensar que una de sus tareas es mantener saludable la visión. Los animales de laboratorio alimentados con una dieta desprovista de esta vitamina, presentan, entre otros síntomas, diversas anomalías de los ojos.

La vitamina C también desempeña un papel importante en el mantenimiento de una visión normal. Como el inositol, ésta también se encuentra concentrada en el cristalino de los ojos sanos; en cambio, la presencia de tan importante vitamina es baja o inexistente en personas que padecen de ciertos tipos de cataratas. Las infecciones de los ojos pueden mejorarse cuando se suministran dosis masivas de vitamina C, mientras que, al restringir su absorción, se han llegado a producir cataratas en forma experimental, lo que confirma la función que cumple esta vitamina en el mantenimiento de la salud de la vista.

La vitamina E ha sido empleada con éxito en el tratamiento de varios desórdenes de la visión. Los niños prematuros se vuelven ciegos si los colocan en cámaras de oxígeno en las que la presión es tan alta que produce fibroplasia retrolental, afección de los ojos que origina más cegueras en los recién nacidos que cualquier otra enfermedad. Sin embargo, un estudio dio cuenta de que a un grupo de estos niños, que finalmente conservó la visión, le fue suministrada vitamina E diariamente, desde el momento de su nacimiento, mientras que más de una quinta parte de los no tratados se volvieron ciegos. Algunos niños bizcos han podido ser atendidos exitosamente con vitamina E, la cual fortalece los músculos de los ojos, ayudando así a corregir este defecto. Su dosificación varía de persona a persona y debe ser administrada sólo bajo estricto control médico. Aunque el papel de la vitamina E en lo que concierne a la salud de los ojos está bien establecido, ésta es dejada de lado por casi todos, excepto por el grupo de

profesionales de la medicina que emplea para sus tratamientos métodos nutricionales.

# Problemas y soluciones

## OJOS HINCHADOS Y ENTUMECIDOS

La falta de sueño es generalmente culpable de los ojos
rojos e hinchados. Admiro a aquellas personas que, a
pesar de no dormir más de cuatro o cinco horas por noche, tienen un aspecto magnífico y se desempeñan muy
bien; pero para mí, un buen sueño nocturno es de ocho
horas. Si es necesario, puedo desenvolverme bastante
bien con siete horas de sueño, pero con menos de siete, o más de ocho horas por noche, apenas soy algo más
que una autómata. El Departamento de Salud del estado de California ha realizado investigaciones que demuestran cómo para vivir más tiempo y de manera más
sana — y esto es lo que todo el mundo pretende —, se
necesita un mínimo de siete horas de sueño, pero no
más de ocho, por noche. Sólo durante el sueño pueden
verdaderamente descansar los ojos.

Otras causas frecuentes de la hinchazón de los ojos
son la dieta inadecuada y un sistema digestivo estreñi-
do, "atascado". El agua es un magnífico depurador interno, por lo cual se debe comenzar siempre el día con
un gran vaso de agua mineral tibia. Los ojos hinchados
e irritados pueden ser una reacción a cualquier crema
espesa que se haya aplicado por la noche profusamente
alrededor de ellos. Una buena crema para los ojos se
desliza suavemente y debe aplicarse mediante golpeci-

tos dados con el dedo medio. Nunca se debe frotar o estirar la piel. Antes de acostarse, debe retirar los sobrantes de crema con un pañuelo de papel.

Si, a pesar de haber tomado estas precauciones, la hinchazón de los ojos persiste, ensaye alguno de los siguientes tratamientos. Desde hace cientos de años se ha empleado la papa cruda para aliviar los párpados hinchados. La manera más rápida es colocar una tajada de papa cruda, pelada, en cada ojo. Otra solución es cubrir cada uno de ellos con un cuadrado doble de gasa, dentro del cual se ha puesto una capa de papa cruda rallada. Tiéndase luego boca arriba, con los ojos cerrados, durante quince minutos, antes de enjuagarse con agua fría. Otra forma de aliviar los ojos rojos e hinchados es aplicar sobre los párpados un algodón empapado en infusión de manzanilla o en "té" de eufrasia, que se debe cambiar cada cinco minutos por uno nuevo. Después de preparar la infusión de manzanilla, debe dejarse reposar durante veinte minutos antes de colarla para el uso. El "té" de eufrasia se hace poniendo en infusión dos cucharadas de esta hierba seca en dos tazas de agua caliente. Déjelo enfriar antes de usarlo.

## VISIÓN BORROSA Y OJOS CANSADOS

El esfuerzo de leer o de escribir con luz insuficiente por largos períodos se traduce en visión borrosa y en ojos apagados y sanguinolentos. Afortunadamente, tengo una excelente visión; pero, hace pocos años, trabajaba por horas y horas sin parar, lo que me afectó la visión de tal manera que, cuando salía, veía todo borroso. Algunos amigos me dijeron que tal vez necesitaba lentes bifocales, pero yo pensé que los lentes no eran la solución. La vista me estaba fallando porque estaba viéndome obligada a forzarla por períodos prolongados. Desde entonces, descanso los ojos mirando algún objeto colocado en el extremo más distante del cuarto en donde esté o, aun mejor, observando concentradamente por una ventana alta algún objeto lejano. He descubierto que este ejercicio es relajante y a la vez fortalece los ojos.

De todos los ejercicios que conozco, ninguno como aquel al que recurro para tonificar los ojos después de un día extenuante. Consiste en colocar las palmas de las manos sobre los ojos cerrados y presionarlos suavemente durante dos minutos. Mientras tanto, relajo el cuerpo y respiro lenta y profundamente para reanimar todo el organismo.

Si los ojos se cansan fácilmente — por ejemplo, después de leer o de mirar la televisión, lo que no es normal — y especialmente si esto es acompañado de dolores de cabeza y de sensibilidad a la luz brillante, sin que exista ninguna explicación lógica, puede tratarse de falta de vitamina A. Si ése es su caso, procure incluir en la dieta más alimentos ricos en dicha vitamina. Algunas buenas fuentes de ella son el hígado, las zanahorias, los tomates, las berzas, las espinacas, el bróculi, el repollo y otras hortalizas verdes.

## OJERAS

No necesito repetir cómo la falta de sueño y la tensión afectan el aspecto físico, especialmente el de los ojos. Sin embargo, aun con sueño suficiente y un estilo de vida descansado, se pueden tener ojeras. Dos factores que deben tomarse en consideración como posibles causas son la anemia y una deficiente eliminación. El Plan de limpieza interna (véase pág. 94), que sirve para eliminar las impurezas del organismo, seguido del Menú para reducir el estrés (pág. 133) o de la Dieta de siete días para la reducción de peso (pág. 105), generalmente eliminan las ojeras en cuestión de semanas. Sin embargo, si a usted le gusta su dieta actual y no quiere cambiar sus hábitos alimentarios, el tipo de desayuno que ayuda a la eliminación es el de Un comienzo de día rico en fibra (pág. 93). Después, y a lo largo del día, hay que tratar de evitar los alimentos ricos en carbohidratos y bajos en antiácidos, como el pan blanco, los pasteles, los productos que contengan harina blanca y los platos a base de pasta, todos los cuales, cuando han sido digeridos, liberan altos niveles de ácido y de dióxido de carbono, que hacen que la sangre se vuelva más oscura de lo normal y así se muestre a través de la fina piel de debajo de los ojos. Para evitar esto, coma más hortalizas verdes y amarillas y muchas frutas, especialmente naranjas, mandarinas, piña y toronjas. Yo nunca he sufrido de "ojos de panda", pero una fuente confiable me enseñó que la infusión de papaya y menta, preparada y aplicada a los ojos como se hace con la infusión de manzanilla (véase la página 128), ayuda a solucionar el problema.

## PLIEGUES DE LOS OJOS Y ARRUGAS

Al contrario de lo que ocurre con los tejidos adiposos del cuerpo, los párpados y la piel fina y delicada que rodea los ojos carecen de glándulas sebáceas, y por lo tanto necesitan una buena lubricación permanente. Yo he ensayado diversas clases de aceites y he descubierto que el aceite de ricino ayuda a mantener la piel bien humectada y flexible — también es un excelente removedor del maquillaje de los ojos —. Sin embargo, si quiere obtener verdaderos resultados, pruebe con el aceite de vitamina E. Después de limpiarse, perfore una cápsula de 200 UI de vitamina E con un alfiler y apliquese el contenido debajo de los ojos. Repita la operación a lo largo del día y por la noche, antes de acostarse, cuando los párpados superiores también se puedan tratar.

Para esa ocasión especial, en que usted quiere estar lo mejor posible pero no sabe cómo hacer para que esos plieguecitos de debajo de los ojos sean menos notorios, use la preparación antipliegues de los ojos (véase pág. 178). Otra receta con propiedades maravillosas para templar la piel es el tratamiento de miel para debajo de los ojos (página 178).

Como quedó dicho en el capítulo sobre la piel, hay una correlación estrecha entre las patas de gallo y el hábito de fumar, así que si usted está alarmado por estas arrugas de la cara, haga el esfuerzo de acabar de una vez por todas con ese nocivo y feo hábito.

## Ejercicios para los ojos

Todos estos ejercicios ayudan a fortalecer los ojos y a mejorar la visión.

### Ejercicio 1

Siéntese en una silla de espaldar recto, colocada contra una de las paredes, en mitad de la habitación, y apoye la cabeza contra el muro. Manteniendo la cabeza quieta, enfoque la mirada hacia una esquina del cielo raso. Mueva lentamente los ojos de esa esquina hacia la opuesta, y devuélvase. Repita el ejercicio varias veces.

## Ejercicio 2

Imagine que está mirando un partido de tenis. Con los ojos y no con el cuello, siga la bola de izquierda a derecha, de derecha a izquierda, de izquierda a derecha.

## Ejercicio 3

Imagine que está mirando la esfera de un gran reloj. También esta vez usando sólo los músculos de los ojos, enfoque la mirada hacia el número 12 y luego bájela al 6. Después muévala del 1 al 7; del 2 al 8; del 3 al 9; del 4 al 10; del 5 al 11; del 6 al 12; del 7 al 1; del 8 al 2; del 9 al 3; del 10 al 4; del 11 al 5, y del 12 al 6. En seguida repita el ejercicio en el sentido contrario a las manecillas del reloj: del 12 al 6; del 11 al 5; del 10 al 4; del 9 al 3; del 8 al 2; del 7 al 1; del 6 al 12; del 5 al 11; del 4 al 10; del 3 al 9; del 2 al 8; del 1 al 7; del 12 al 6.

## Ejercicio 4

De nuevo como mirando al reloj, comience por el 6 y mueva los ojos lentamente hacia el 7; 8; 9; 10; 11; 12; 1; 2; 3; 4; 5 y 6. En seguida repita el ejercicio en el sentido contrario a las manecillas del reloj, comenzando por el 6 y moviendo la mirada hacia el 5; 4; 3; 2; 1; 12; 11; 10; 9; 8; 7 y 6.

# Tratamientos especiales para los ojos

## Preparación antipliegues de los ojos

1 clara de huevo
agua mineral (no gaseosa)

Mezcle la clara de huevo con más o menos la mitad del agua mineral. Sirviéndose de un pincel pequeño, barnícese con la preparación a lo largo de la zona de debajo de los ojos. Una vez seca, aplíquese sobre ella una crema de base o una base para el maquillaje. A medida que la piel se temple, irán desapareciendo los pliegues; lamentablemente, el efecto es sólo temporal.

## Tratamiento de miel para debajo de los ojos

1 clara de huevo
1 cucharadita de miel

Mezcle los ingredientes. Ponga la mezcla en un recipiente, márquela y refrigérela. Úntese esta mezcla debajo de los ojos y golpee suavemente la zona. Cuando esté bien seca, enjuáguese la cara con agua tibia, dése golpecitos suaves hasta que esté seca, y aplíquese un buen aceite para los ojos. Este tratamiento sirve para "aplanchar" los pliegues y las arrugas.

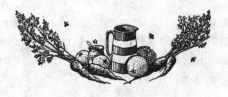

# El cabello

## Nutrición del cabello

La herencia tiene mucho que ver con un buen cabello, pero la mala alimentación y el cuidado inapropiado, y no los factores genéticos, son los culpables del pelo delgado, sin vida, al que le falta cuerpo y lustre.

Igual que la piel, el cabello también necesita nutrición interna con alimentos de buena calidad. Muchos problemas básicos del cabello pueden corregirse reemplazando los "antialimentos", como los dulces, los bizcochos, la pastelería, las galletas, los chocolates, las gaseosas, el azúcar, etc., por proteínas de primera clase. Esta necesidad básica de proteínas, no demasiadas, pero sí suficientes para abastecer al organismo sin privarlo de los minerales necesarios, es comprensible, pues el cabello está constituido en un 98 por ciento por proteínas. Si usted sigue la Dieta de siete días para la reducción de peso o el Menú para reducir el estrés (véanse págs. 105 y 133, respectivamente), el que más le convenga, asegurará una saludable y completa belleza capaz de soportar la prueba del tiempo. Además, debe tomar diariamente suplementos que fortalezcan y ayuden al crecimiento del pelo y contribuyan a prevenir el encanecimiento prematuro, hasta que el estado del cabello haya mejorado.

## VITAMINA A

La vitamina A está catalogada como un elemento importante para la nutrición de la piel, pero también lo es para la salud del cabello, pues la insuficiencia de ella puede causarle sequedad, opacidad y caída; en casos extremos, estos síntomas pueden ir acompañados de acumulación de caspa. Una dieta bien balanceada garantiza un buen suministro de esta vitamina, pero se pueden incluir más alimentos ricos en ella, si es necesario, sin riesgo de toxicidad. Otra forma de asegurarse de que su ingestión se adecua a los requerimientos individuales, que pueden variar de persona a persona, es tomar aceite de hígado de bacalao como suplemento (véase la página 22).

## LAS VITAMINAS B

Las vitaminas B son la clave para un cabello hermoso, pues fortalecen sus tallos y contribuyen a que crezca en abundancia. Una de las vitaminas B, a saber: el ácido paraaminobenzoico (PABA), se conoce como la vitamina del antiencanecimiento, porque a los animales que carecen de ella se les vuelve gris el pelo; pero la biotina y los ácidos fólico y pantoténico también influyen sobre el color del cabello. Con la prescripción, bajo control médico, de dosis masivas de estas vitaminas, se ha logrado un proceso reversivo del encanecimiento. Los animales privados de biotina y de inositol muestran varios síntomas, como la caída del cabello; sucede que estas vitaminas, junto con la colina, son las responsables de su crecimiento.

El doctor Benjamin Sieve, de Boston (Massachusetts), prescribió PABA a trescientos pacientes canosos cuyas edades fluctuaban entre los dieciséis y los setenta y cuatro años, y obtuvo cambios de color del cabello en un período de más o menos cinco semanas de tratamiento. Los cabellos de los pacientes originalmente rubios adquirieron al comienzo un color amarillento, un poco sucio, pero poco a poco fueron recuperando su color original. A otros cuyo pelo había sido castaño, inicialmente se les puso gris oscuro, pero luego recuperó su color natural. También se obtuvo una general mejoría del cabello. La dosis diaria consistió en 100 mg de PABA (dividida en pequeñas dosis que había que tomar de dos a seis veces a lo largo del día, con las comidas). Para el encanecimiento prematuro, el doctor Sieve prescribió 50 mg diarios (hasta llegar a la etapa amarilla o gris), y luego aumentó a 100 mg diarios (divididos en pequeñas dosis, según la recomendación descrita antes).

He aquí una fórmula para prevenir el encanecimiento:

### *Fórmula contra las canas*

*2 g de colina*
*30 mg de PABA*
*30 mg de pantotenato de calcio*

> Nota: No se debe tomar PABA o cualquier otra vita-
> mina B sola, porque esto aumenta la necesidad de
> las vitaminas del complejo B ausentes. Las dosis re-
> comendadas deben ser ingeridas como parte de una
> fórmula compuesta que contenga todas las vitami-
> nas B.

Para los consumidores habituales de té o de café, las
perspectivas son ¡realmente grises! Estos líquidos, tomados en grandes cantidades diarias, pueden provocar
en el organismo el agotamiento de las vitaminas B solubles en agua, cuya deficiencia causa encanecimiento
prematuro.

## VITAMINA C

La vitamina C ayuda a reconstruir los tejidos, entre
ellos los de la piel y del cabello; desintoxica la sangre y
mantiene saludables los vasos capilares a través de los
cuales son enviadas las materias nutritivas hacia los folículos del pelo. Su deficiente abastecimiento puede traducirse en hemorragias de las paredes capilares, las que
a su vez impiden la nutrición de las papilas. Como quedó dicho en el capítulo sobre la piel, el estrés, el tabaco, el alcohol, la aspirina y otras drogas, agotan la
vitamina C. Para mayor información, ver la tabla de vitaminas de las páginas 63 y siguientes.

## AZUFRE

El azufre, conocido como "el mineral natural de la belleza", es uno de los integrantes de la queratina, que es
el elemento del cual está compuesta la capa interna del
tallo de un pelo. La tabla de minerales de la página 79

trata de algunas buenas fuentes naturales y de los suplementos de este mineral.

## COBRE

Los animales que padecen deficiencia de este elemento residual muestran típicos síntomas de anemia, que pueden estar acompañados de encanecimiento y pérdida del pelo. La deficiencia de este elemento no es fácilmente reconocible en los humanos, pero la falta de él, o de cualquier otro mineral, claro está, tiende a manifestarse en el cabello antes que en otra parte. Son buenas fuentes de cobre el hígado, los sesos y los riñones, aunque estos alimentos no sean los preferidos de todo el mundo. En sustitución se recomienda tomar tabletas de multivitaminas y minerales que contengan cobre y otros elementos residuales.

## HIERRO

El hierro es un elemento de importancia primordial para mantener el crecimiento sano del cabello. El pelo de las mujeres anémicas carece de brillo, es de difícil manejo y tiende a quebrarse fácilmente. Si existen sospechas de deficiencia de hierro, cuyos síntomas están descritos en la tabla de minerales de la página 79, hay que pedir una cita con el médico y solicitar una prueba de hierro sérico. Si, en consecuencia, el médico prescribe un suplemento de hierro, debe recordarse que hay que tomarlo con vitamina C y con un vaso de leche, para mejorar su absorción. Mujeres prematuramente canosas o que en casos extremos han perdido parcialmente el cabello debido a una deficiencia prolongada de hierro, o de ácido pantoténico, o de otras vitaminas B, han recibido ayuda mediante el suministro de una cucharadita diaria de melaza negra en un vaso de leche.

## ZINC

El zinc es un elemento importante para el fortalecimiento del cabello y para su crecimiento abundante, y se piensa que evita hasta cierto punto su caída. Hay investigaciones que indican cómo tanto los animales como los seres humanos con elevadas deficiencias de zinc presentan síntomas similares, entre los cuales se cuentan anomalías de la piel, especialmente psoriasis, que es una afección del cuero cabelludo que puede extenderse a otras partes del cuerpo y que es difícil de tratar. Tal como sucede con las vitaminas B solubles en agua, el zinc también se elimina en la orina si se toman demasiados líquidos o diuréticos.

## DOS PREPARACIONES PARA EL CABELLO

### El coctel de Anita Guyton
### para el cabello saludable

850 ml de leche (descremada)
8 cucharadas de yogur (natural)
140 ml de jugo de cohombro (fresco)
1 banano grande o un puñado de fresas
2 huevos
2 cucharadas de levadura de cerveza (en polvo)
2 cucharadas de hojuelas de germen de trigo
2 cucharadas de leche en polvo
1 cucharada de aceite de germen de trigo

*1 cucharada de lecitina*
*2 cucharaditas de aceite de oliva (virgen)*
*6 tabletas de hígado desecado (trituradas)*
*2 tabletas de multivitaminas y minerales*
*(trituradas)*
*1 000 mg de vitamina C*

Ponga todos los ingredientes en la licuadora y licue hasta que la mezcla esté fluida. Beba una taza llena por la mañana, una segunda al mediodía y una tercera por la noche. Va a notar los progresos de su cabello en cuestión de meses.

Nota: Si su cabello es muy seco, aumente la cantidad de aceite de oliva.

## Coctel contra las canas

*850 ml de leche (descremada)*
*3 cucharadas de levadura de cerveza (en polvo)*
*3 cucharadas de germen de trigo*
*2 cucharadas de melaza negra*
*16 cucharadas de yogur (natural)*

Ponga todos los ingredientes en la licuadora y licue hasta que la mezcla esté fluida. Tómese un vaso lleno tres veces al día.

Trate de mantener al mínimo su consumo de té, café y alcohol y tome dos o tres vasos de este coctel contra las canas como última bebida antes de acostarse, para ayudar a reducir al mínimo la excreción y aumentar al máximo la absorción (¡acuérdese de lavarse los dientes después!)

La consistencia de este coctel puede variar, de acuerdo con el yogur empleado. El yogur hecho en casa (véase la página 40) es, desde el punto de vista de la nutrición, superior a los de marcas comerciales, y su consistencia es ideal para esta receta.

# Qué hacer y no hacer
## en materia dietética

Una dieta apropiada es una contribución importante al cabello sano. Siguiendo la Dieta de siete días para reducir de peso o el Menú para reducir el estrés (véanse págs. 105 y 133, respectivamente) y complementándolos con los elementos nutritivos esenciales para la salud y la belleza del cabello, se contribuye enormemente a la mejoría general de éste. Claro está que, si usted no quiere modificar por completo sus hábitos alimentarios, pero sin embargo desea mejorar el estado de su cabello, aquí tiene una lista de lo que se debe hacer y no hacer en materia dietética.

## Hacerlo

- Tratar de comer pequeñas cantidades de proteínas de primera clase (carne magra, hígado, pescado, pollo, etc.) una vez al día.
- Comer un huevo tres veces a la semana.
- Tratar de comer una ensalada verde por lo menos una vez al día.
- Comer hortalizas frescas (entre ellas, por lo menos una de hojas verdes), crudas de preferencia. Si cree que debe comérselas cocidas, debe hervirlas ligeramente pero nunca recocinarlas, porque los elementos nutritivos se perderán.
- Golosinear diariamente con frutas frescas, comiendo por lo menos dos pedazos, uno de los cuales debe ser de naranja.
- Tomar vitaminas y suplementos minerales inmediatamente después de comer.

- Beber un mínimo de seis vasos diarios de agua mineral en vez de té, café o alcohol, si la dieta es rica en carbohidratos y pobre en frutas y verduras crudas.

## No hacerlo

- Comer alimentos fritos; ellos son la muerte para el cabello y la piel. Asar, hervir o cocinar al vapor es mejor para el cabello y para guardar la línea.
- Comer alimentos "de pacotilla", procesados o preparados, carnes, frutas o verduras enlatadas, pues todos ellos tienen un bajo contenido de vitaminas y minerales, son ricos en carbohidratos y están atiborrados de sal, azúcar y grasas.
- Darse gusto (salvo ocasionalmente) con quesos de alto contenido graso (cheddar, suizo, roquefort, camembert y los doblecremas). Hay que retornar al mozzarela, al requesón y a los quesos blandos semidescremados.
- Comprar pan blanco. Cámbiese al pan integral.
- Consumir mantequilla. Es preferible la margarina poliinsaturada o la mantequilla de granos de soya.
- Tomar leche entera (con toda su grasa). La leche descremada o semidescremada tiene más calcio, menos grasa y menos calorías.
- Comer crema, excepto en ocasiones especiales. Es preferible el yogur o la crema de soya (véase la página 28) o la leche endulzada con un poquito de miel sobre una ensalada de frutas frescas.
- Usar sal. Toda la sal que se necesita está contenida en los alimentos de consumo diario.
- Agregar azúcar. En vez de ella, para endulzar se puede usar miel o melaza.

- Comer dulces, pasteles, bizcochos, galletas, chocolates, etc., que son nocivos para el cabello, la piel y la línea.

## Masajes en el cuero cabelludo

Es bien conocido el daño que el estrés puede causarle a la salud, pero sus efectos sobre el cabello no son menos graves y resultan igualmente traumáticos.

El estrés por prolongados períodos, que se caracteriza por sensaciones de tensión en los hombros, que ascienden por el cuello hasta el cuero cabelludo, conocido como "síndrome de tensión del cuero cabelludo", obliga a los músculos arrectores pili, desde donde el pelo crece en el cuero cabelludo, a contraerse, reduciendo así la afluencia de sangre y de oxígeno, lo que puede traducirse en pérdida del cabello. Además, la secreción de sudor combinada con el polvo, etc., hace que el cuero cabelludo y el pelo se pongan más sucios y que las glándulas sebáceas aumenten la producción de grasa, lo que genera caspa cada vez más espesa.

Los masajes del cuero cabelludo no van a evitar la calvicie en los hombres ni van a detener la caída normal del pelo, que es de cien a doscientos cabellos por día aproximadamente, pero este ejercicio diario estimulará la afluencia de la sangre hacia el cuero cabelludo, con lo cual se aumentará el suministro de oxígeno y de sustancias nutritivas a los folículos y se mejorará de manera considerable el crecimiento del cabello.

Desde muy temprana edad, los masajes del cuero cabelludo y sus efectos fueron obvios para mí. Mi abuela tenía el hábito de frotarse la base del cuero cabelludo con la punta de los dedos cuando estaba preocupada. Entre los cincuenta y los sesenta años, el cabello se le volvió gris oscuro, pero la parte que acostumbraba a masajearse permaneció negra hasta el día de su muerte, lo que, si bien se piensa, sólo pudo deberse a esa estimulación.

No puedo prometer que un masaje diario sea la panacea para el pelo canoso, pero sin duda ayudará a conseguir un buen funcionamiento del cuero cabelludo y el crecimiento de un cabello más fuerte y contribuirá al logro de una mejor relajación y de un general sentimiento de bienestar.

Inclinando la cabeza hacia adelante, deslice los dedos a través del cabello, sobre el cuero cabelludo, y empleando las yemas, no las uñas, frote con una serie de movimientos circulares, moviendo el cuero cabelludo y no los dedos. Trabaje en un punto durante aproximadamente un minuto antes de moverse al siguiente, y así en adelante, hasta haber ejercitado todo el cuero cabelludo. Desplácese siempre del centro hacia los lados y desde la coronilla hacia la base del cuello, o sea en la misma dirección en que la sangre fluye hacia el corazón. Hecho con cuidado, el masaje produce hormigueo en el cuero cabelludo y sensación de calor y de soltura. Para óptimos resultados, combínelo con el relajador de la tabla inclinada (véase pág. 132).

## Problemas y soluciones

### CABELLO SECO

El cabello seco tiene un aspecto opaco, se enreda con facilidad, es áspero, enmañarado y fácilmente quebradizo, debido a la pérdida de elasticidad. Cuando el pelo se encuentra en sus mejores condiciones, presenta una excelente elasticidad y puede estirarse en un 25 por ciento en promedio, y hasta 35 por ciento de su longitud antes de partirse. Para probar su sequedad, tome un pelo, colóquelo a lo largo de una regla, estírelo con los dedos y mida cuánto se estira antes de romperse. Si su falta de elasticidad no le permite estirarse en un 25 por ciento de su longitud, puede estar casi seguro de que su cabello es seco y, en consecuencia, debe afrontar los problemas inherentes a esta condición.

Las causas comunes de la sequedad del cabello son: a) la falta de secreción sebácea en los folículos pilosos, y b) la falta de humedad del tallo. La primera puede corregirse si se reponen las grasas del organismo, incorporando a la dieta aceites vegetales poliinsaturados, exprimidos en frío, y agregando como suplemento, si es necesario, aceite de hígado de bacalao. En cuanto a la segunda, la decoloración, las tinturas y los deportes al aire libre, como el golf, el tenis, la natación, etc., en los que el cabello está sujeto a la acción constante del sol, del viento y del agua, son causantes de la pérdida de humedad del tallo del pelo y, en consecuencia, de su resecamiento. Aunque los deportes son óptimas maneras de mantenerse en forma y, por tanto, es bueno practicarlos, usted debe protegerse con un sombrero o con un gorro de baño.

Una vez que usted haya comenzado a tomar estas medidas: a) mejorar la dieta, b) disminuir o incluso suprimir la sal, c) incluir en la dieta diaria aceites vegetales exprimidos en frío y aceite de hígado de bacalao y d) tomar las precauciones necesarias para disminuir la acción del sol, del viento y del agua, puede pensar en iniciar otros tratamientos adicionales para combatir la sequedad del cabello.

## Tratamiento para el cabello seco

El cabello seco necesita ser lavado y acondicionado con frecuencia pero, como es frágil, exige un tratamiento delicado. Cuando compre un champú, seleccione uno delgado, bastante líquido y con tan pocos aditivos — por ejemplo, proteínas, emolientes, acondicionadores, etc. — como sea posible. Un champú así debe tener una alta concentración de ingredientes activos para que ofrezca un lavado más eficaz con dosis más reducidas. Además, si se diluye el champú en agua destilada, su acción mejorará considerablemente. Los resultados finales del uso de un acondicionador estarán determinados tanto por la forma de usarlo como por los ingredientes que contenga, pero más adelante se tratará el tema de los champús y de los acondicionadores.

Además de champú y acondicionador, el cabello seco necesita un tratamiento con aceite tibio una o dos veces por semana, si es demasiado seco, y especialmente durante el tiempo caluroso. Tome entre un cuarto de taza y media taza de aceite de maíz, oliva, almendra, girasol o de cualquier otra clase de aceite de buena calidad exprimido en frío (la cantidad depende de la longitud del cabello), y caliéntelo a temperatura agradable. Después divida los cabellos por la mitad y aplique el aceite con liberalidad y de manera uniforme comenzando por las raíces y descendiendo poco a poco hasta las puntas. Divida de nuevo los cabellos más o menos a unos dos y medio centímetros más lejos, y repita la operación. Cuando cada pelo esté aceitado, péinese cuidadosamente para garantizar una distribución pareja. En seguida moje las puntas de los dedos en el aceite restante y con las yemas, no con las uñas, masajee el cuero cabelludo entre cinco y siete minutos. Después del masaje, póngase una bolsa plástica en la cabeza y envuélvala en una toalla tibia. Manténgase así durante un mínimo de treinta minutos, pero si los minutos se vuelven horas, tanto mejor.

## Cabello canoso

Los médicos nutricionistas de los Estados Unidos, que han estado investigando sobre vitaminas contra el encanecimiento, están convencidos de que éste se debe a deficiencias en la nutrición y que no es, como se cree comúnmente, una consecuencia natural del envejecimiento.

Muchos expertos en nutrición y en belleza dan cuenta de numerosos casos en los que el cabello canoso ha regresado a su color original sólo mediante la nutrición. Se han realizado investigaciones en animales de laboratorio según las cuales, al provocar la deficiencia de ácido pantoténico, se causa el encanecimiento prematuro, pero al reincorporar la vitamina a la dieta, se restablece el color original. Adelle Davis, la decana de los nutricionistas estadounidenses, ha sido citada por Linda Clark, en *Secretos de salud y belleza*, por haber dicho:

> *Probablemente toda sustancia nutritiva influye sobre la salud del cabello.*
> *Suficientes cantidades de hierro, de cobre, de yodo y de las siguientes vitaminas B son esenciales para el mantenimiento del color natural del cabello: ácido pantoténico (pantotenato de*

*calcio), PABA, ácido fólico e inositol. Las canas*
*a cualquier edad, pero sobre todo las prematu-*
*ras, probablemente indican deficiencia de uno o*
*más de estos nutrimentos.*

*En algunas ocasiones el color natural ha si-*
*do restaurado en el cabello canoso mediante*
*una apropiada ingestión de todas las vitaminas*
*que actúan contra las canas. Los resultados*
*más notables en la restauración del color natu-*
*ral en los cabellos canosos se han debido al con-*
*sumo generoso de alimentos que contienen*
*vitaminas B, de levadura de cerveza, de melaza*
*negra, de germen de trigo, de residuos de puli-*
*mento del arroz, de hígado y de yogur.*

*Cuando se consumen cantidades generosas*
*de yogur diariamente, sus bacterias, al crecer*
*en el tracto intestinal, parece que sintetizan o*
*producen la vitamina B llamada inositol y otras*
*vitaminas que combaten el encanecimiento del*
*cabello. Las fuentes más ricas de inositol son el*
*pan de trigo integral, la levadura de cerveza, la*
*melaza negra y el germen de trigo.*

Para mayor información sobre estas vitaminas y alimentos
naturales, véase la Nutrición del cabello (página 179), la
Tabla de vitaminas (página 63), Los alimentos maravillosos (página 20) y el Coctel contra las canas (página 185).

Otras causas establecidas del encanecimiento son la
herencia, la anemia, la carencia de cobre, de hierro y
de yodo, las glándulas subalimentadas, el estrés y una
mala circulación en el cuero cabelludo.

De todas ellas, la herencia es la que merece mayor
consideración. Es decir, que probablemente una persona
encanecerá a la edad de cuarenta y cinco años, si su padre
o su madre ya habían encanecido a esa edad; pero como

la aparición de canas está relacionada con otros factores, de ninguna manera debe considerarse inevitable.

La anemia y los problemas derivados de deficiencias nutricionales pueden corregirse con mejoras en la dieta y con suplementos de vitaminas y minerales. El estrés no controlado y sus peligros potenciales también pueden aliviarse de muchas maneras, como quedó visto en el capítulo respectivo. La mala circulación sanguínea del cuero cabelludo puede ser activada con estímulos como los masajes (véase la página 188) y el uso regular del relajador de la tabla inclinada (véase la página 132). Unos y otro deben convertirse en parte integral de los hábitos diarios. La circulación del cuero cabelludo puede recibir una ayuda aún mayor si se toma vitamina E todos los días. Debe comenzarse con 100 unidades diarias e ir aumentando la dosis gradualmente hasta un promedio de 400 a 600 unidades diarias, como lo recomienda la tabla de vitaminas (página 63).

Ciertamente, vale la pena recobrar el color original del cabello mediante métodos naturales y la práctica de los ejercicios destinados tanto a estimular la circulación del cuero cabelludo como a mejorar en general la salud del pelo. Las cabezas de muchas personas son testimonio de su eficacia. Espero que también usted llegue a formar parte de éstas.

## Caída y raleza del cabello

La cabeza de una persona con cabello sano contiene entre 90 000 y 140 000 folículos pilosos, cada uno dotado de su respectivo cabello. Los pelirrojos, con menor cantidad (cerca de 90 000), van seguidos de los negros, con un número aproximado de 110 000; de los trigueños, con

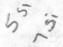

cerca de 120 000 y de los rubios, que tienen aproximadamente 140 000 o algo así, aunque no parece que tuvieran esa cantidad, pues su cabello tiende a ser más fino.

El pelo tiene tres fases de desarrollo: la de crecimiento o anágeno; la de reposo o catágeno, que sólo dura unas semanas, y la de la caída o telógeno, etapa en la que llega al final del ciclo y es desalojado por un cabello más joven y de mayor vitalidad. La duración de la vida de cada pelo varía entre dos y cinco años, de acuerdo con la salud y las características genéticas de cada persona, lo que significa que la totalidad del cabello de una cabeza es reemplazada en el transcurso de cinco años.

Dentro de la marcha normal de los acontecimientos, se puede prever que haya una pérdida de veinte a cien cabellos por día sin siquiera notarlo, y de la misma manera como los animales mudan de pelaje según la estación, también los seres humanos podemos perder perceptiblemente más pelo al final del otoño y al comienzo de la primavera.

Una excesiva pérdida de cabello — y por "excesiva" quiero significar un puñado cada vez — puede tener causas muy variadas. En la vida de las mujeres, las épocas específicas durante las cuales es más frecuente la caída del cabello corresponden al embarazo, al puerperio y a la menopausia, debido al desequilibrio hormonal, a los períodos de estrés y al síndrome de "tensión del cuero cabelludo" que generalmente los acompaña. También se presenta durante un período prolongado de desnutrición, que puede conducir a la anemia.

La vitamina A interviene en el desarrollo y la restauración corporales, y su papel es vital para la salud; pero dosis excesivas de ella, superiores a las necesidades del organismo, pueden causar la caída del pelo. Las personas que se autorrecetan vitamina A parecen ignorar que si ésta se ingiere diariamente en cantidades masivas, en forma de tabletas o cápsulas, puede acumularse en el organismo y resultar tóxica, al contrario de lo que sucede con sus fuentes naturales, que son completamente inocuas, cualquiera que sea la dosis. Si la dieta comprende bastantes alimentos frescos ricos en esta vitamina, y si a ella se agrega como suplemento diario aceite de hígado de bacalao, solo o en cápsulas, no será necesaria ni deseable una mayor cantidad de vitamina A.

Enfermedades como la gripe, la fiebre tifoidea y otras fiebres, y los tratamientos en que interviene la cortisona, como el de la esclerosis múltiple, y la quimioterapia en los casos de cáncer, pueden causar la caída del cabello en diferentes grados, lo que, aunque enojoso, es reversible. Otras drogas prescritas — como los sedantes, las píldoras para adelgazar y las píldoras anticonceptivas —, al igual que las drogas llamadas "recreativas" — como la marihuana o las anfetaminas (y aquí la lista no tiene fin) —, pueden afectar la salud en general y el cabello en particular, provocando su caída excesiva. Se ha sabido que incluso la aspirina, que se considera inofensiva — erradamente, en mi opinión —, tomada en demasiada cantidad, causa la pérdida del cabello. Si éste comienza a caerse en el curso de un mes o dos mientras se esté tomando una droga, prescrita o no, hay que buscar ayuda sin dilación.

Otras causas de la pérdida del pelo, de su adelgazamiento o fragilidad son el maltrato sufrido por el uso de cepillos de nailon duros, de rulos, secadores, permanentes, decolorantes y productos para estirarlo, y de moños y trenzas apretados, colas de caballo y otros peinados que lo someten a gran tensión y son causantes de la alopecia por tracción.

Yo sé lo alarmante que puede ser que el cabello comience a caerse a puñados, pues lo sufrí en carne propia, pero hay que tratar de no preocuparse, porque esto puede empeorar las cosas. En vez de ello, se debe tratar de descubrir la causa o causas mediante un proceso de eliminación y luego tomar las medidas necesarias para corregir esta situación, como consultar al médico o al tricólogo, o en una farmacia.

## HORQUILLA DEL PELO

El ahorquillamiento del pelo en las puntas es un trastorno menor que ocurre cuando las capas celulares se separan individualmente en la parte más vieja de un pelo, es decir en la punta, como resultado del descuido del cabello. El término latino *scissura pilorum* suele usarse para impresionar a quienes sufren de horquilla, y para que, en consecuencia, pidan un tratamiento inmediato. Pero esto es ridículo y en cierta forma se emparienta con la costumbre de chamuscar la punta del pelo para sellar el canal del tallo y evitar así que pueda escaparse la "energía" que le da vida, lo que es una idea pasada de moda y nacida de la ignorancia. También va en contra de la creencia popular el hecho de que los acondicionadores proteínicos son incapaces de juntar las puntas del extremo de un cabello partido en dos. El único remedio es cortar estos extremos divididos y evitar que esto vuelva a presentarse, tratando el pelo sin apresuramiento y con cariño. Nunca deben usarse peines o cepillos partidos o de bordes filosos, o cepillos con filamentos de nailon que puedan enredar y dañar el pelo. Para cepillarlo, especialmente si es largo, emplee toques lentos, suaves y parejos para reducir al máximo la presión en los extremos. Evite los daños del sol, las piscinas de aguas tratadas con cloro y los champús extremadamente alcalinos, y limite los tratamientos que impliquen decoloración, rizadores eléctricos y secadores. Si no puede evitar los rizadores calientes — cuyo empleo frecuente puede ser la causa de que las puntas se ahorquillen — debe proteger el cabello envolviéndolo con papeles de seda antes de colocarse los rulos.

## CASPA

Muy pocas personas reconocen que tienen caspa sin experimentar un sentimiento de profunda vergüenza, pero este desorden puede ser un problema de salud, y como tal debe ser mirado en igual forma que un catarro o un ataque de gripe.

Aunque el término *caspa* se usa generalmente para designar las escamas y desprendimientos que se producen en el cuero cabelludo, la caspa puede extenderse a cualquier parte del cuerpo en donde las glándulas sebáceas sean más numerosas. Conocidas como zonas seborreicas, entre ellas se cuentan el cuero cabelludo, las cejas, la zona a lo largo de la nariz cerca de las mejillas, el mentón, la espalda, el pecho y a veces los brazos y las piernas.

La caspa aparece en muchas formas, desde la más común, que pica y, cuando la persona se rasca, cae fácilmente, hasta la psoriasis, que es un trastorno más molesto, pues las escamas de color blanco plateado se adhieren tenazmente al cuero cabelludo, y la neurodermatitis, que se localiza en la base del cuero cabelludo, se caracteriza por una extremada picazón y es frecuente entre las mujeres menopáusicas y posmenopáusicas. También está la pitiriasis amiantácea, grave forma de producción de escamas que finalmente, si no se trata, trae como consecuencia la pérdida del cabello.

Las investigaciones realizadas al respecto indican que la caspa aparece cuando una reacción química del organismo provoca el aumento de la caída normal de las células muertas, con lo que este proceso, generalmente imperceptible, se vuelve manifiesto. Existen pruebas de que estos cambios químicos obedecen a una combinación de factores relacionados particularmente con deficiencias en la dieta, el estrés y el abuso de las preparaciones para el cabello. No hay necesidad de explicar que la caspa es un grito de auxilio de la naturaleza.

Cuando se detectan deficiencias en la dieta, la mejor manera de corregirlas es comer alimentos completos ricos en vitaminas, minerales y elementos residuales, pero es interesante anotar que una dosis deficiente de cualquiera de las vitaminas A, B6 o C produce síntomas tales como la caspa común y la dermatitis seborreica, que es la caspa en su forma más extrema.

Las víctimas de la caspa deben comenzar por adoptar las siguientes reglas sobre la dieta:

## *Hacerlo*

- Comer pequeñas cantidades de alimentos de primera calidad ricos en proteínas, como pollo, hígado u otra carne magra, pescado (blanco, no grasoso), huevos y requesón todos los días.
- Comer por lo menos una ensalada verde al día, consistente en pimientos, andibias, lechuga, berros, achicoria, repollo, perejil, etc.

- Comer por lo menos dos frutas al día, una de las cuales debe ser una naranja. Escoger entre manzanas, toronjas y piña, pero evitar los bananos.
- Tomar por lo menos seis vasos de agua al día, comenzando, como primera medida, con uno por la mañana.
- Tomar una cucharadita de levadura de cerveza tres veces al día.
- Tomar 200 UI al día de vitamina E en tabletas (evitar las cápsulas o el aceite de germen de trigo).

## No hacerlo

- Ingerir grasas animales (leche entera, quesos con alto contenido graso, mantequilla, crema, helados, cerdo, tocineta y otras carnes que contengan grasas saturadas escondidas), pescado grasoso, o comidas grasosas o procesadas.
- Comer alimentos picantes o muy condimentados.
- Comer nueces, aguacates y bananos.
- Ingerir sal y azúcar, o comer chocolate y pasteles.

Una vez tomadas estas medidas para mejorar la dieta, hay que adoptar una actitud positiva frente al estrés. Naturalmente, esto no es fácil cuando estamos agobiados por las preocupaciones, pero hay que pensar que ellas forman parte de la vida y que, finalmente, la manera como las enfrentemos es la que determina el efecto que ellas puedan tener sobre nuestra salud (véase página 129).

Un cuero cabelludo con caspa es sensible y, por tanto, debe ser tratado suave pero firmemente. Emplee un champú suave y dilúyalo antes de usarlo. La mayoría de los champús comerciales anticaspa son muy fuertes pero, a pesar de las advertencias que al respecto aparecieron en *The British Medical Journal* desde 1956, el consumo de ellos continúa. Se debe aplicar un champú suave en forma normal, masajear suavemente y enjuagar hasta que no queden rastros de él. Antes de aplicar el champú, use la loción anticaspa para antes del champú (véase la página 207).

## PSORIASIS

La psoriasis es causante de mucha angustia, porque no siempre permanece localizada en el cuero cabelludo. Es difícil de tratar, y los parches rojos cubiertos de escamas blancas plateadas se adhieren persistentemente al cuero cabelludo y a las demás zonas afectadas. Esta afección puede ser hereditaria, pero en general está relacionada con el estrés, y aparece cuando las defensas están bajas; también puede producirse como reacción a ciertos alimentos. Existe un sinnúmero de hierbas que tienen la reputación de curar una gran cantidad de desórdenes de la piel, como la psoriasis, pero yo recomendaría a los pacientes que consultaran sin tardar a su médico o a un tricólogo.

# *Qué hacer y no hacer respecto del lavado, el acondicionamiento y otros cuidados del cabello*

## *Hacerlo*
- Utilizar una ducha de mano conectada a la bañera, para lavar y enjuagar el cabello. Si usted se lava el pelo en la bañera, debe arrodillarse e inclinarse so-

bre ella para garantizar un lavado y enjuagado cuidadosos.

- Seleccionar un champú natural o uno a base de vegetales, y diluirlo antes de usarlo.
- Enjuagarse el pelo antes de aplicar el champú, para que sólo sea necesaria una mínima cantidad de éste.
- Verter el champú (y también el acondicionador) en la palma de la mano y frotarlos entre las dos manos antes de echárselos en el pelo. Nunca aplicarlos directamente de la botella.
- Usar un mínimo de champú. Si no se ha lavado el pelo desde hace varios días, lávelo por segunda vez, usando tan poco champú como le sea posible.
- Aplicar el champú y enjuagarse no con agua caliente sino con agua tibia.
- Enjuagarlo por más tiempo del que crea necesario. Aunque crea que ya no hay residuos de champú, debe repetir el enjuague una vez más para estar completamente seguro.
- Usar un acondicionador cada vez que se lave el cabello.
- Acondicionar el cabello profundamente una o dos veces por semana si está demasiado seco, usando un tratamiento de aceite tibio.
- Enjuagar bien el cabello para eliminar por completo el acondicionador, del mismo modo como hizo con el champú.
- Después de eliminar totalmente los residuos de acondicionador, restaurar la capa de acidez del cabello agregando al agua de la última enjuagada un tercio de taza de vinagre de sidra (para los trigueños) o de jugo de limón para los rubios.

- Enjugar con la toalla y secar el cabello con palmaditas, pero no frotarlo.
- Usar un peine de dientes anchos sin bordes ásperos o afilados. Evitar los peines metálicos con filos en los dientes.
- Desenredarse el pelo peinándolo de abajo a arriba mientras esté aún húmedo.
- Cepillarlo suavemente, pero nunca mientras esté húmedo.
- Comprarse un cepillo de cerdas naturales. Es una buena inversión.
- Cambiar de peinado de cuando en cuando, o al menos partirse el pelo en forma diferente, para darle un respiro.
- Mantener el cabello siempre cubierto con una pañoleta en clima caliente o muy frío, para evitar que se vuelva seco o frágil.
- Usar todos los días el relajador de la tabla inclinada (véase pág. 132), para estimular una buena afluencia de sangre al cuero cabelludo.
- Recordar que el extremo de un cabello que mida quince centímetros de largo tiene alrededor de un año de edad y ha sido sometido a cincuenta y dos champús, o tal vez a más, a trescientas sesenta y cinco cepilladas, aproximadamente, y a más de dos mil peinadas; así que hay que tratarlo con cariño.

## No hacerlo

- Permitir que el cabello se ensucie antes de lavarlo.
- Usar un champú que contenga azufre o cualquier otro champú anticaspa para cabello seco. Si éste es seco, incluya más aceites vegetales de buena calidad

en la dieta. Si el problema es la caspa, evite la sal, el azúcar y los alimentos grasosos, como el cerdo, la tocineta, las nueces, la mantequilla, la crema, la leche y el queso enteros.

- Usar champús secos.
- Usar un champú o un cepillo para masajes que enrede o parta el pelo.
- Apilar encima de la cabeza el cabello que es largo o que da a los hombros, y frotarlo como si estuviera lavando ropa. Este procedimiento va a enredarlo.
- Esperar hasta que el cabello esté dañado para usar un acondicionador.
- Usar mucho acondicionador, a menos que el pelo se enrede fácilmente.
- Frotar el acondicionador contra el cuero cabelludo. El acondicionador es para el pelo.
- Dejar sin tratar el cabello ahorquillado. Esto lo empeorará.
- Usar un secador muy caliente, por muy largo tiempo y con demasiada frecuencia. Es mucho mejor dejar secar el pelo naturalmente.
- Usar rizadores calientes. Sin embargo, si tiene que hacerlo, envuelva las puntas del pelo en papel de seda antes de enrollarlo.
- Cepillar el cabello cuando esté húmedo.
- Frotarlo, halarlo, estirarlo o torcerlo. Estos manejos lo rompen.
- Usar sombreros apretados o pelucas: el cabello necesita respirar.
- Usar bandas elásticas en el pelo.

# Preparaciones naturales para el cabello

## Champú de hierbas natural

*450 g de jabón verde suave*
*1.7 litros de agua hirviendo*
*4 cucharadas de romero seco*

Vierta el agua hirviendo sobre el romero y déjelo en infusión. Algunas horas después, cuele el líquido sobre un recipiente de acero inoxidable o de aluminio. Agréguele el jabón y deje hervir la mezcla a fuego lento, hasta que el jabón se haya disuelto por completo. Retire del fuego la preparación y, cuando esté fría, vierta la parte de arriba del líquido en una botella y rotúlela. El sedimento del fondo puede desecharse.

## Acondicionador rico en proteínas para antes del champú

*2 y 1/2 cucharadas de leche en polvo*
*1 cucharada de aceite de germen de trigo*
*1 huevo*

Junte todos los ingredientes, bátalos y aplique la mezcla a lo largo del cabello en forma suave y pareja. Déjelo así durante una hora — o, preferiblemente, más tiempo —, antes de lavar el cabello corrientemente con champú. Éste es un excelente acondicionador para antes del champú, que agrega brillo y vigor al cabello "cansado".

## Acondicionador del cabello seco y frágil para antes del champú

### Aceite de ricino

Vierta el aceite en un recipiente y caliéntelo a fuego lento hasta que esté agradablemente tibio. Usando las yemas de los dedos, no las uñas, masajee suavemente con el aceite desde el cuero cabelludo, a lo largo del cabello, hasta las puntas. Envuélvase el pelo en una toalla tibia y déjelo así durante tres horas. Más tarde, péinelo con cuidado y envuélvalo de nuevo en otra toalla tibia, y manténgalo así por tanto tiempo como sea posible, preferiblemente toda la noche, antes de lavarlo con champú.

## Acondicionador de miel para antes del champú

### 4 cucharadas de aceite de oliva
### 2 cucharadas de miel

Vierta los ingredientes en un frasco que tenga tapa de enroscar y sacúdalos vigorosamente hasta que queden bien mezclados. Deje reposar la mezcla durante tres o cuatro días y déle una buena sacudida al frasco cada vez que pase cerca de él. Antes del champú, frótese generosamente con este acondicionador a lo largo del pelo, desde las raíces hasta las puntas. Luego péinese cuidadosamente para que el líquido quede bien distribuido. En seguida envuélvase el pelo en un retazo grande de polietileno y déjelo así durante una hora o más, si es posible. Más tarde, lávelo con champú, preferiblemente dos veces, y después enjuáguelo concienzudamente. Este acondicionador es magnífico para el pelo opaco y cansado, y lo deja brillante y manejable.

## Loción anticaspa para antes del champú

*70 ml de listerina antiséptica*
*140 ml de agua (destilada)*

Vierta los dos líquidos en una botella, sacúdala bien y rotúlela. Empape un buen copo de algodón en la mezcla y frótelo suavemente por el cuero cabelludo hasta que toda la región haya recibido el tratamiento. Deje así durante una hora, o más si es posible, antes de aplicar el champú en forma corriente.

## Preparación de ortiga anticaspa para frotar

*1 puñado de ortiga*
*1.15 litros de agua hirviendo*

Vierta el agua hirviendo sobre la ortiga, cúbrala y déjela en infusión por tres o cuatro horas. Cuélela, embotéllela y rotúlela. Esta infusión puede usarse como último enjuague después del champú, o para frotar el cuero cabelludo por la noche, y sirve para combatir la caspa, incluso los casos persistentes, cuando se usa regularmente. Un amigo mío que padecía de una caspa rebelde, después de haber usado sin éxito todos los tratamientos posibles del mercado, me pidió consejo. Yo le recomendé que usara esta infusión, por la noche y por la mañana, lo que él hizo con tan buenos resultados que, al cabo de una semana, ya mostraba claros signos de mejoría. Al cabo de un par de meses, la caspa había desaparecido por completo y el cabello se mostraba brillante y saludable. El uso regular de la preparación anticaspa de ortiga también ayuda al crecimiento del cabello.

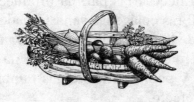

# Los senos

## Una hermosa línea para el busto

Los senos son glándulas mamarias "acolchadas" de tejido adiposo (graso) y rodeadas de tejido conjuntivo fibroso. Estos tejidos, junto con el "programa" genético de cada persona, determinan finalmente el tamaño, la forma y la firmeza de los senos.

Otros factores que afectan su tamaño, aunque no siempre para mejorar, son los cambios hormonales que ocurren cuando se toman píldoras anticonceptivas o cuando, a causa de problemas menopáusicos, una mujer tiene que seguir un tratamiento a base de estrógenos. A consecuencia de ello, es posible que se opere un crecimiento de los pechos que, en algunos casos, es irreversible, aunque se suspenda el tratamiento.

Una drástica pérdida de peso también afecta los senos, pero no en la forma en que pudiera esperarse. La pérdida de peso que ocurre súbitamente después de una enfermedad o de una dieta intensiva, especialmente si la alimentación es baja en vitamina C y en otras sustancias nutritivas necesarias para la producción y mantenimiento de fibras colágenas sanas, puede ser causante de la flacidez de los senos, lo que hubiera podido evitarse con una pérdida de peso gradual. Una dieta rica en carbohidratos y pobre en proteínas también puede tener el mismo efecto.

Otro factor que también puede contribuir a la flacidez de los senos es tomar frecuentes baños calientes. Para evitar esto, hay que bañarse con agua templada, no caliente, y terminar con un duchazo de agua fría o helada (véase el capítulo "Baños naturales de belleza").

Si usted quiere tener un busto del cual pueda sentirse orgullosa, ante todo cuide la postura. Párese de costado enfrente de un espejo de cuerpo entero y fíjese si tiene la espalda derecha y los hombros echados hacia atrás. Se dará cuenta de que, permaneciendo derecha, el busto se eleva varios centímetros.

## *Ejercicios*

Si sus senos tienden a ser flácidos, los ejercicios le pueden ayudar considerablemente. Aunque no puedan afirmar los senos en sí, pues éstos no tienen músculos, los ejercicios sí estimulan la circulación y fortalecen los pectorales o músculos del pecho que sostienen los senos; así, los ejercicios pueden entonarlos y levantarlos.

La natación, especialmente la de pecho, es una manera fácil y agradable de tonificar y afirmar los músculos que sostienen los senos y la parte alta de los brazos. He aquí otros ejercicios de sencilla ejecución:

## Ejercicio 1

Arrodíllese en el suelo de tal manera que el cuerpo, de las rodillas para arriba, esté derecho. Levante los brazos por encima de la cabeza. Apriete las manos una contra otra y mientras aumenta gradualmente la presión, cuente hasta cinco. Mantenga la presión, cuente hasta tres y relájese. Repita el ejercicio siete veces. Este ejercicio es magnífico para "levantar" los senos.

## Ejercicio 2

Agárrese los antebrazos con las manos como si estuviera subiéndose las mangas. Empuje hacia los codos sin soltar y relájese. Repita cinco veces. En seguida levante los brazos hasta el nivel de los ojos, agárrese los antebrazos y empuje y suelte como antes. Repita cinco veces. Finalmente, levante los brazos por encima de la cabeza y, agarrándose los antebrazos, empuje y relájese. Repita cinco veces.

A medida que sienta cómo van apretándose los músculos, podrá ver levantarse los pechos. Éste es un ejercicio magnífico para las mujeres encintas que quieran prevenir la flacidez de los pechos después del embarazo; pero no hay necesidad de estar embarazada para beneficiarse de él.

## Ejercicio 3

Estando de pie, levante los brazos hacia adelante con las palmas de las manos hacia abajo. Con los brazos aún estirados, muévalos hacia atrás hasta donde lleguen, empujando el pecho hacia adelante tanto como le sea posible, sin forzarlo. Repita el ejercicio diez veces.

Si ejecuta este ejercicio correctamente, podrá sentir el tirón en los pectorales con cada movimiento.

## Ejercicio 4

Los siguientes dos ejercicios producen resultados más rápidos si se ejecutan con un pequeño peso, como un libro, en cada mano. Yo uso dos jarros llenos de fríjoles secos, lo que equivale a un kilo cada uno, más o menos. Agarrando un peso con cada mano, estire los brazos hacia adelante y manténgalos así durante dos segundos. Luego, con los brazos todavía estirados, elévelos hacia el cielo raso. Repita el ejercicio siete veces.

Este ejercicio es excelente para estirar los músculos pectorales, que sostienen los senos.

## Ejercicio 5

Póngase de pie, con los pies separados y con un peso en cada mano. Levante los brazos hacia los lados hasta que queden a nivel con los hombros y comience a trazar círculos en el aire. Empiece con círculos pequeños y vaya ampliándolos gradualmente más y más. Asegúrese siempre de que los círculos que dibuja un brazo sean iguales a los del otro.

# Secretos para mejorar el espacio entre los senos

- Este secreto, usado por las modelos, mejora el espacio entre los senos cuando hay que ponerse vestidos con escote delantero:

Aliste varios pedazos de cinta adhesiva. Sosteniendo con la mano un seno en la posición deseada, aplique la cinta adhesiva contra la piel por debajo de éste, alrededor de la curva exterior, hasta que sienta que el soporte es adecuado. Repita la operación del otro lado.

Este sistema suministra el sostén necesario para pechos pequeños, no tan "atractivos" ahora como lo fueron antes.

- Se puede acentuar el espacio entre los senos o crear la ilusión de que existe, mediante una aplicación sutil de maquillaje. Con un color atezado, maquíllese suavemente entre los senos hasta conseguir un efecto realista.

- Para realzar el atractivo del espacio entre los senos, aplique a las curvas un maquillaje discreto. Seleccione una sombra dorada con un acabado metálico o mate.

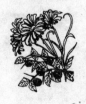

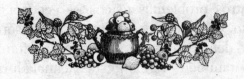

# Las manos y las uñas

## Manos reveladoras

Las manos son muy expresivas y revelan muchas cosas sobre una persona y su salud. Un firme apretón de manos se considera signo de buen carácter, al mismo tiempo que indica una salud vigorosa, tal como ocurre con las manos cálidas, mientras que las palmas que sudan demasiado se asocian con la ansiedad y el nerviosismo. Para un observador experto, la manera como movemos las manos indica nuestras intenciones y revela nuestro carácter más claramente que nuestro rostro. Podemos esconder nuestras emociones detrás de una máscara de indiferencia, pero las manos nos delatarán siempre.

Para los médicos, las uñas son un buen indicativo del estado general de la salud. Las uñas escamosas, que se descascaran, son el resultado del uso inmoderado de detergentes y de otros solventes, pero estos síntomas también pueden ser causados por deficiencia de proteínas o de vitamina A. Muchas personas han sufrido alguna vez

de uñas débiles; pero cuando esto se acompaña de acanaladuras verticales, se trata de un síntoma típico de
anemia. Otros problemas físicos — eccema, psoriasis,
reumatismo, enfermedades del corazón, desórdenes en-
docrinos y deficiencias de minerales o vitaminas, por
ejemplo — también originan estas acanaladuras, surcos
y demás signos indicativos que afectan el aspecto de las
uñas. Del mismo modo, las alteraciones de la salud, el
estrés, la alimentación insuficiente y los regímenes alimenticios inadecuados contribuyen a un crecimiento
deficiente de las uñas. Así, una quiromántica observado-
ra, que conozca su oficio y que lea la mano, no necesita
ser "adivina" para detectar una reciente enfermedad.
¡Lo único que tiene que hacer es mirarle las uñas a su
cliente!

Como se puede ver, las manos, las uñas y sus defectos
revelan una gran cantidad de cosas. A pesar de ello, las
manos son unas de las partes del cuerpo más descuidadas y de las cuales se abusa más. A menudo no nos damos cuenta, hasta cuando ya es demasiado tarde, de que
las manos envejecen más pronto que el rostro porque la
piel que las cubre tiene relativamente pocas células sebáceas. En consecuencia, las manos descuidadas son extremadamente difíciles de rejuvenecer.

Una dieta recomendable para el cutis, que sea rica en
levadura de cerveza, melaza negra, frutas y verduras frescas, con suficientes cantidades de proteínas, también
ayuda a alimentar las manos desde adentro, pero un tratamiento preventivo es la solución para la excesiva sequedad causada por el agua, el jabón, los detergentes, los
productos químicos para el aseo y las temperaturas ex-
tremas.

# Cuidados preventivos

1  Use siempre guantes para los diferentes oficios, como el lavado de la ropa, la limpieza de la casa, la jardinería, el lavado del auto, el baño del perro y otros quehaceres domésticos.

2  Aplíquese crema en las manos regularmente a lo largo del día y antes de irse a la cama.

3  Trate sus manos con consideración.

Hay diversas cremas para diferentes propositos. Las cremas nutritivas son grasosas y exigen un buen masaje para que penetren bien en la piel. Su efecto es mayor y mejor por la noche, cuando podemos ponernos un par de guantes de hilo para garantizar una mejor absorción. Yo he descubierto que las cremas demasiado grasosas o "pegajosas" para la cara, nutren muy bien las manos. Las cremas que sirven de barrera protectora contienen silicona, son resistentes al agua y, si se usan de acuerdo con las instrucciones del fabricante, brindan la protección necesaria en los oficios más duros y sucios. Las cremas antisolares, aunque no específicamente concebidas para las manos, las defienden de los rayos ultravioletas, que son los causantes de daños celulares y de antiestéticas manchas. Finalmente, existen las finas lociones no grasosas, como la glicerina y el agua de rosas, que son fórmulas simples conocidas en la época de las abuelas, que deben ser usadas generosa y regularmente a lo largo del día.

He aquí unos cuidados adicionales que sus manos van a apreciar de verdad:

• Use siempre guantes o mitones para salir durante los meses fríos. Así evitará la circulación deficiente, las grietas y otros problemas causados por las temperaturas muy bajas.

- Lávese las manos con agua templada, y no caliente; ésta tiende a destruir las células de los tejidos subcutáneos.

- Use tan poco jabón como le sea posible. Todos los jabones, por suaves que parezcan, tienen como efecto secar la piel.

- Séquese las manos meticulosamente, especialmente entre los dedos y debajo de los anillos, en donde suelen producirse las enfermedades y las grietas de la piel.

# Nutrición de las uñas

Las uñas están compuestas de queratina, que es una proteína dura y fibrosa producida por las células situadas debajo de la cutícula y en la base de la uña (la matriz), cuya parte visible es generalmente llamada lúnula. Las uñas crecen más o menos en una proporción de una centésima de centímetro por día, lo que equivale a una tercera parte o a la mitad de la velocidad con que crece el pelo. Generalmente, el crecimiento es mayor en verano que en invierno, y es máximo entre los dieciocho y los veintiocho años de edad. Sin embargo, éstos no son los factores primarios que finalmente determinan la tasa de este aumento, puesto que la fortaleza y flexibilidad de las uñas depende de su buena salud y de la protección de que sean objeto frente a posibles daños externos.

En efecto, el crecimiento puede disminuir o detenerse por completo si la alimentación es insuficiente. Puesto que las uñas están constituidas principalmente por proteínas, estas materias nutritivas, junto con vitaminas tales como la A, las del complejo B y otras, y ciertos minerales y elementos residuales, especialmente hierro, zinc, yodo, azufre, calcio y potasio, que son esenciales para el desarrollo de las uñas, deben suministrarse en forma que se adecue al mantenimiento de la salud y la fuerza de éstas.

A pesar de lo que digan las fábricas de cosméticos, las cremas y los endurecedores, en mi opinión, no son la solución para la fragilidad de las uñas. En realidad, el único endurecedor que sirve es el contenido nutritivo de la comida que consumimos. Como muchas mujeres, también yo he tenido dificultades con las uñas, que se me descascaraban, eran frágiles, se doblaban hacia atrás y se rompían dolorosamente por la parte alta de la cutícula. Durante la adolescencia, me recomendaron comer gelatina, lo que constituye un mito popular según el cual, cuando uno se atiborra diariamente de gelatina, controla la rotura de las uñas. Lo cierto es que la gelatina, lejos de ser una proteína de primera calidad, contiene sólo la mitad de los ocho aminoácidos considerados esenciales para el metabolismo humano, y como tal, se la mira como un alimento proteínico de baja calidad, que produce pocos beneficios nutricionales. Otro error era pensar que el calcio producía uñas fuertes y saludables. Estoy de acuerdo con los que creen que el calcio es importante y no puede pasarse por alto, pero como las uñas están compuestas de proteínas y no de ese elemento, son éstas las que se necesitan para restaurarlas. En mi caso, me apliqué yodo, endurecedores, las cremas que llaman "proteínicas", y seguí todos los tratamientos que los productores de cosméticos hubieran podido soñar y, aunque algunos me ayudaron, la verdad es que ninguno me sirvió.

En lo que a nutrición se refiere, lo cierto es que somos lo que comemos. En otras palabras, que los alimentos consumidos hoy formarán a la persona de mañana. En consecuencia, decidí que la solución para las uñas estaba en mi dieta. Como es de esperar, mi comida diaria consiste en proteínas de alta calidad, frutas frescas, cantidades de verduras crudas, melaza, germen de trigo y levadura de cerveza, complementados con más vitaminas y minerales. Mi ingestión de proteínas haría palidecer a la mayor parte de los dietistas, quienes la considerarían excesiva. En cuanto a líquidos, también tomo una gran cantidad, consistente, como primera medida, en leche (descremada), agua, jugos de frutas y verduras frescas y a veces en una taza de té o de café. Al comienzo pensé en la posibilidad de alguna deficiencia, pero aunque hice lo posible por descubrirla, no pude encontrar ninguna. A medida que el tiempo pasaba y el trabajo aumentaba, olvidé temporalmente mi problema de uñas. Pero durante un período en que estuve especialmente ocupada, cuando comencé a tomar grandes cantidades de vasos de leche, con un consumo que llegó a los 1.7 litros por día, noté que las uñas me empezaron a crecer con mayor rapidez y a volverse más fuertes. A medida que los meses pasaban y que su crecimiento y estado iban mejorando considerablemente, comprendí que lo que mis uñas necesitaban era la leche y las sustancias nutritivas que ella contiene. Conociendo las necesidades nutricionales de las uñas, veamos lo que la leche ofrece:

Una taza de leche (descremada) contiene:

| | | |
|---|---|---|
| Proteínas | - | 8 g |
| Vitamina A | - | 500 UI |
| B1 | - | 0.09 mg |
| B2 | - | 0.4 mg |
| B3 | - | 0.21 mg |
| B6 | - | 0.102 mg |

| | | |
|---|---|---|
| B12 | - | 0.871 mcg |
| Acido fólico | - | 12 mcg |
| C | - | 2.3 mcg |
| D | - | 3.4 UI |
| E | - | 0.1 mg |
| Calcio | - | 291 mg |
| Hierro | - | 0.12 mg |
| Fósforo | - | 228 mg |
| Sodio | - | 120 mg |
| Potasio | - | 370 mg |
| Magnesio | - | 33 mg |

Si usted multiplica esto por el número de tazas que consume diariamente, se dará cuenta de su valor nutritivo para las uñas.

No le pido que deposite su fe sólo en la leche; también debe aumentar el consumo de huevos, yogur, requesón y de otros alimentos ricos en proteínas que contengan todos los aminoácidos que son la base de un nuevo tejido ungular más fuerte. Las uñas de mis manos son una prueba de que las necesidades nutricionales varían de un individuo a otro. A pesar de la alta proporción en proteínas de mi alimentación, se evidenció que ella no era suficiente para llenar todas las necesidades de mi organismo. Por tanto, se requiere encontrar el nivel proteínico satisfactorio para cada caso.

# Problemas y soluciones

## MANOS ROJAS, COMO EN CARNE VIVA

Para un rápido alivio, mezcle el jugo de una naranja con una cucharadita de miel y aplique la mezcla a las manos.

## Manos ásperas y agrietadas

Son culpables de esto las sustancias resecadoras, el clima frío y los oficios toscos. Frótese la piel de las manos con el jugo de una rodaja de limón, para limpiarla y suavizarla antes de masajearla bien con aceite de oliva. Enjuáguese con agua templada, y continúe con otro masaje de vaselina. Aplique más aceite de oliva y vaselina unas pocas horas después, si es necesario.

## Callosidades

Suavícese la piel dura con una piedra pómez. Frótese las manos con una rodaja de limón y, cuando todavía estén húmedas, aplíquese crema para las manos abundantemente.

## Manchas oscuras en las manos

Verifique si su dieta está bien balanceada y dotada de vitaminas del complejo B, especialmente niacina y ácido fólico. Protéjase las manos de los rayos ultravioletas del sol aplicándose un protector bien poderoso, que no contenga esencia de bergamota.

## Manos moradas

Esto es síntoma de mala circulación. Mantenga las manos calientes, usando guantes cuando el clima esté frío. Los masajes regulares también activan la circulación.

## Venas brotadas en el dorso de las manos

La fuerza de la gravedad hace que las venas se llenen de

sangre y se muestren pronunciadas. Si se levantan las manos al aire, las venas se contraen y se hacen menos notorias.

## DEDOS Y UÑAS MANCHADOS

Limpie las manchas aplicando a dedos y uñas, con un cepillo, jugo de limón recién exprimido.

## CRECIMIENTO LENTO DE LAS UÑAS

Haga ejercicio con las manos y con las puntas de los dedos para estimular el crecimiento de las uñas. Escribir a máquina, tocar el piano, tejer, tamborilear con los dedos sobre una mesa y masajearse los dedos hacia las puntas, estimula la circulación en las puntas de los dedos, nutriendo así la matriz de las uñas. Sacudir las manos y abrirlas y cerrarlas rápidamente, estirándolas, contribuye a estimular el crecimiento de las uñas. Examine su dieta para comprobar que esté bien provista de los elementos nutritivos que ellas necesitan, especialmente de proteínas y vitamina A.

## UÑAS RAJADAS Y DÉBILES

Estos problemas son el resultado de excesiva sequedad, causada por el uso exagerado de esmaltes para las uñas, quitaesmaltes, endurecedores o jabones, o por la exposición al cloro, a los productos químicos para la limpieza o al demasiado sol. Deje descansar las uñas de esmaltes, endurecedores, etc., y repare los daños causados alimentando las matrices de las uñas con masajes de aceite tibio. Vigile su dieta para que esté suficientemente provista de todos los alimentos necesarios para la salud de las uñas, especialmente de proteínas, de vitamina A, del complejo vitamínico B y de zinc.

## MANCHAS BLANCAS DE LAS UÑAS

Esta decoloración puede ser signo de enfermedad, estrés, deficiencia de zinc o el resultado de algún daño causado a la uña en crecimiento. Vigile su dieta (vea el Menú para la reducción del estrés, en la página 133). Si sospecha que existe una deficiencia de zinc, tome suplementos de éste (100 mg) todos los días. Si sólo es el resultado de una lesión, el problema desaparecerá con el tiempo.

## ESTRÍAS HORIZONTALES DE LAS UÑAS

Este crecimiento disparejo se debe a alguna enfermedad o a algún daño causado a la uña mientras estaba creciendo, y desaparecerá con el tiempo. Entre tanto, evite accidentes futuros tratando la cutícula con cuidado.

## MANCHAS ROJAS DEBAJO DE LAS UÑAS

Este problema ocurre cuando una uña se machuca con una puerta o un cajón. Aplique agua fría y mantenga la mano hacia arriba por un rato.

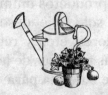

# *La manicura profesional de Anita Guyton*

Al principio, esta manicura puede tomarle hasta una hora, pero con mayor entrenamiento, usted podrá llegar a realizarla en mucho menos tiempo. Procure hacerse esta manicura una vez por semana.

1   Disuelva el esmalte viejo de las uñas con un copito de algodón empapado en un quitaesmalte a base de aceite: manténgalo apoyado contra la uña por unos pocos segundos y limpie luego con una sola pasada desde la matriz hasta el borde.

2   El uso de la lima es una parte muy importante del arreglo de las uñas. Una limada rápida, demasiado baja en las esquinas, causa el descascaramiento y la quebradura de las uñas; en cambio, el uso correcto de la lima evita estos accidentes. Cuando las uñas están dañadas o demasiado largas, deben ser cortadas horizontalmente con cortaúñas, no con tijeras. Las uñas quebradizas deben mantenerse cortas y no hay que limarles las esquinas demasiado, pues esto las debilita más. Con el lado fino de la lima, lime de los lados hacia el centro en una sola dirección. Elimine los bordes ásperos biselándolos, o mediante toques suaves de arriba hacia abajo, también esta vez con la parte fina de la lima.

3   Aplique crema para la cutícula, vaselina o aceite vegetal y masajéese bien las cutículas, para estimular el crecimiento.

4   Remoje las uñas en aceite tibio — los de oliva, de almendra, de ricino, de germen de trigo o de nueces

machacadas son todos muy benéficos — durante quince minutos. Séquese las manos con una toalla.

5  Con suavidad, retire hacia atrás las cutículas con las puntas de los dedos. Luego, con un copo de algodón o con un gajo de naranja envuelto en un poquito de algodón, empújelas suavemente con un movimiento circular; pero no las estruje ni las hurgue, porque esto puede causar daño a las matrices de las uñas y producir estrías horizontales.

6  En lo posible, no corte las cutículas; esto hace que se vuelvan más ásperas y gruesas, y puede producir infecciones .

7  Masajéese las manos con aceite o crema, con movimientos firmes dirigidos hacia arriba, desde los dedos hasta las muñecas.

8  Pulirse o brillarse las uñas estimula la circulación y es un excelente tratamiento para ellas. Con las uñas todavía aceitadas, tome el pulidor o un pedazo de gamuza y frótelas suavemente en un solo sentido. Demórese al menos un minuto en cada uña. Yo prefiero el aceite a la pasta para pulir, porque el uso frecuente de esta última puede debilitar las uñas y por eso no debe usarse debajo del esmalte.

9  Trate de mantener las uñas libres de esmalte el mayor tiempo posible. Si tiene que usarlo, elimine primero los rastros de aceite que hayan quedado con un algodón empapado en el líquido para limpiar el pulidor.

10 Cubra con yodo blanco la superficie de las uñas, para ayudar a su endurecimiento.

11 Aplique una capa de protector de base que no contenga acetona, para evitar que la pigmentación de la pintura decolore las uñas.

12 Aplique el esmalte en tres pinceladas: una por la mi-

tad, y las otras dos, una de cada lado. Nunca ponga demasiado esmalte en el pincel, porque quedará disparejo y tardará mucho en secarse. Aplique siempre como mínimo dos capas. Una vez que la última capa esté seca, agregue otra de esmalte transparente, para darles a las uñas un acabado bien brillante y para evitar que el primer esmalte se descascare.

13 Quite todo rastro de esmalte de la piel que rodea las uñas con un copito de algodón empapado en quitaesmalte.

## Secretos

- Evite colores como el rojo oscuro y los tonos cremosos pálidos, a no ser que tenga una forma de uñas perfecta y que la apariencia de las manos sea bastante juvenil.

- Las uñas cortas, los dedos regordetes y las manos con apariencia envejecida quedan mejor con esmaltes de colores claros, rosa pálido y coral.

- Píntese toda la uña, si son cortas o pequeñas.

- Si sus uñas son anchas, al pintarse deje un espacio a cada lado de ellas para dar la impresión de que son más angostas y de que los dedos son más largos y finos.

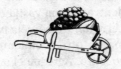

# Preparaciones naturales para las manos y las uñas

## Crema para la cutícula

*4 cucharadas de vaselina*
*1 cucharadita de glicerina*

Mezcle los ingredientes, póngalos en un frasco y ro-túlelo.

## Aceite para fortalecer y acondicionar las uñas

*2 cucharadas de aceite de ricino*
*1 cucharada de aceite de oliva*

Mezcle los ingredientes, póngalos en un frasco y ro-túlelo. Sacúdalo antes de usarlo. Frótese bien las uñas con este aceite antes de irse a la cama.

## Gel de agua de rosas para las manos

*7 cucharadas de agua de rosas*
*2 cucharadas de glicerina*
*2 cucharadas de arrurruz (en polvo)*

Vierta el agua de rosas dentro de un tazón esmalta-do y meta éste dentro de una vasija de agua calien-te, para templar el agua, y resérvela para más tarde. Ponga la glicerina en otro recipiente esmaltado y caliéntela a fuego lento. Agregue el arrurruz poco a poco, revolviendo constantemente. Por último, agregue el agua de rosas, retire del fuego y continúe revolviendo hasta que la mezcla quede clara. Póngala en un frasco, rotúlela y refrigérela.

## Limpiador de girasol para las manos

*1 cucharada de aceite de girasol*
*1 cucharada de azúcar de molde*

Mezcle los ingredientes, póngalos en un frasco y rotúlelo. Frote bien el limpiador contra la piel y alrededor y debajo de las uñas. Enjuáguese con agua tibia y séquese las manos con golpecitos suaves.
Yo preparo una buena cantidad y la mantengo en la cocina para tenerla al alcance de la mano cuando la necesite.

## Crema protectora de caolín

*1 cucharadita de aceite de girasol*
*1 yema de huevo*
*polvo de caolín*

Bata la yema junto con el aceite y agregue la cantidad de polvo necesaria como para transformar el líquido amarillo en una pasta que se pueda extender. Frótese las manos con esta crema protectora antes de emprender cualquier oficio sucio.

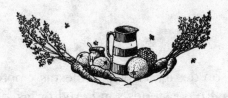

# Las piernas

Las funciones básicas de las piernas de los seres humanos a lo largo de la evolución del hombre fueron las de moverse y "huir", y por consiguiente los músculos, los huesos y los tendones fueron desarrollando su fuerza, poder y agilidad al servicio de la supervivencia. En estos tiempos, las piernas de las mujeres son admiradas por sus formas y no por el poder de sus músculos; y como las determinaciones de la moda permiten que los tobillos, las pantorrillas, las rodillas y los muslos queden al descubierto, sus imperfecciones se hacen cada vez más patentes.

Factores genéticos determinan la longitud y la forma básica de las piernas, el grosor de los tobillos, etc., y ni las múltiples dietas, ni los ejercicios, ni los masajes pueden cambiar esto. Sin embargo, aunque una persona no pueda modificar su tipo de piernas, puede mejorar la forma y apariencia general de éstas, con dieta, ejercicio, masajes y camuflaje; pero, para comenzar, hay que considerar los problemas que echan a perder la hermosura de las piernas.

# Problemas y soluciones

## VÁRICES

Las várices son desagradables, molestas y potencialmente peligrosas. En ocasiones son hereditarias, como puede serlo el color del pelo, y si eso ocurre sólo es posible tratarlas quirúrgicamente, pero tales casos son raros. En general, lo que las causa es la sobrecarga ejercida sobre unas paredes venosas frágiles, o una disfunción de los vasos sanguíneos de las piernas.

Esta enfermedad es común entre los habitantes del mundo occidental, cuya dieta es rica en productos refinados, pero es relativamente desconocida entre los miembros de sociedades menos desarrolladas, que comen alimentos sin refinar, consistentes en cereales integrales, vegetales crudos y otros productos ricos en fibra y vitaminas C y E. Una vez presentes, las várices son muy difíciles de eliminar, excepto a través de una operación quirúrgica o por medio de inyecciones, y el reposo diario es parte esencial de su tratamiento.

Como es obvio, prevenirlas es mucho más fácil que tratarlas. Así que, para tener la seguridad de que no va a sufrir de venas varicosas, debe: a) adoptar una dieta rica en fibra y baja en carbohidratos; b) aumentar la ingestión de vitaminas C y E, la primera de las cuales mantiene las venas fuertes y saludables, y la segunda dilata las arterias y aumenta la circulación; c) no permitirse aumentar de peso en demasía; d) hacer mucho ejercicio (nadar, caminar y bailar son actividades especialmente provechosas, porque fortalecen los músculos y mejoran la circulación de los miembros inferiores), y

e) no permanecer de pie por largo tiempo, pero si esto no puede evitarse, tratar de poner los pies en alto cada hora regularmente o cada vez que pueda.

Hay estudios que indican cómo los suplementos nutritivos que contienen vitamina C, con su cualidades antiinflamatorias y su poder para mantener la salud de las venas, y vitamina E, que disuelve los coágulos y activa la circulación, ayudan no sólo a prevenir sino a curar las várices.

En su libro *Comamos bien para mantenernos en forma*, Adelle Davis recuerda el caso de una joven y hábil tenista que, durante el embarazo, contrajo una enorme y fea várice y a quien su médico le advirtió que nunca podría volver a jugar tenis. Adelle Davis continúa diciendo:

> *Al séptimo mes, un coágulo morado, del tamaño de una canica, le apareció debajo de la piel, causándole la inflamación de la pierna completa y un dolor continuo. Su médico la mantuvo en cama, le advirtió que debía aceptar un parto inducido y le dijo que sería necesaria una operación. En ese momento, ella comenzó a tomar 300 unidades de vitamina E después de cada comida; y, para la inflamación, 1 000 miligramos de vitamina C seis veces al día. Tanto la joven como su madre declararon que no sólo el coágulo sino las várices habían desaparecido a ojos vistas. Una semana después del parto, ya estaba jugando tenis de nuevo, con las piernas completamente normales.*

## Venas como tela de araña

Esos vasos capilares superficiales rotos, morados y con apariencia de tela de araña, que aparecen en los muslos, detrás de las rodillas y alrededor de los tobillos, son poco atractivos pero no peligrosos y, como tales, constituyen un problema de cosmética más que de salud. En los casos serios, cuando son muy evidentes y causan desagrado, pueden ser tratados con escleroterapia, que consiste en la inyección de una sustancia química dentro de las venitas, que seca la sangre y las hace desaparecer. Los casos benignos pueden camuflarse con maquillaje o con medias de tonos oscuros. El aumento de la ingestión de vitamina C ayuda a fortalecer las paredes capilares, y en esta forma disminuyen las posibilidades de futuras roturas.

## PIERNAS Y TOBILLOS HINCHADOS

La hinchazón temporal de las piernas y de los tobillos, caracterizada por una zona hinchada que cuando se presiona deja una pequeña depresión que desaparece poco a poco, es causada por largas permanencias de pie. Como resultado, los fluidos del cuerpo contenidos en la sangre se escapan de las venas y de las arterias hacia los tejidos adyacentes e hinchan la zona. Si esto le ocurre a usted, y pesa demasiado o se encuentra en estado de preñez, debe descansar las piernas colocándolas hacia arriba o, aún mejor, subiéndolas por encima de la cabeza, y en este caso, el relajador de la tabla inclinada  (véase pág. 132) es extremadamente beneficioso.

Muchas mujeres cuya edad fluctúa entre los treinta y los cuarenta años se quejan de hinchazón de las piernas y alrededor de los tobillos, antes de la menstruación. Para controlar esto, se puede minimizar la retención de líquidos, así: a) reduciendo la ingestión de sal, que causa retención de agua, y b) comiendo más alimentos que tengan propiedades diuréticas — el cohombro y el apio son unos de los mejores diuréticos naturales conocidos — y tomando una combinación de cohombro, repollo, jugo de toronja y agua mezclados en la licuadora.

Por último, también alivian los baños de las piernas y los tobillos con agua templada, no caliente, a la que se le haya agregado sal de Epsom (sulfato de magnesio), y los masajes ejecutados con golpecitos suaves, partiendo de los pies hacia arriba, hasta los muslos.

## MARCAS DE QUEMADURAS

Las marcas de quemaduras causadas por haberse sentado muy cerca del fuego, ya no son tan comunes como antes. El daño ocurre por lo general debajo de la capa callosa de las células muertas de la epidermis, y se necesita bastante tiempo para que esta capa superior se despelleje y muestre las células dañadas escondidas, que a su vez tienen que desprenderse para que la nueva piel sana se haga visible. Este proceso natural puede acelerarse por medio de la exfoliación, que consiste en frotar las piernas húmedas con un puñado de sal seca o con harina de avena (fina). Entre tanto, la coloración puede atenuarse un poco aplicando una solución de jugo de limón y agua, pero es necesario hacerlo varias veces.

# Ejercicios

Las piernas necesitan ejercicio, y mucho, para mantenerse en forma, tonificadas y en buenas condiciones. Los siguientes ejercicios están concebidos para acondicionarlas y afirmarlas, para mejorar su forma en conjunto y para mantener su circulación a un alto nivel.

## Ejercicio 1 *(para toda la pierna)*

De pie, con los pies en posición paralela y con los brazos estirados hacia adelante, doble las rodillas manteniendo los talones contra el suelo. Mientras se dobla por tercera vez, levante los talones y dóblese hasta abajo, poniéndose en cuclillas. Después, levántese lentamente contando hasta cinco. Repita el ejercicio cinco veces.

## Ejercicio 2 *(para la parte interior de los muslos)*

Estírese de costado en el suelo, de tal manera que uno de sus hombros soporte el peso del cuerpo. Con las piernas derechas y una apoyada sobre la otra, levante y baje una pierna. Hágalo diez veces. Ahora repita el ejercicio del otro lado.

## Ejercicio 3 *(para los muslos y las caderas)*

Acuéstese boca arriba en el suelo, con los brazos estirados y con una rodilla doblada. Levante la otra pierna y, con la rodilla estirada, trace en el aire amplios y vigorosos círculos. Cuanto más amplios los círculos, más eficaz será el ejercicio. Trace diez círculos con una pierna en el sentido del reloj y diez en el sentido contrario. Repita el ejercicio con la otra pierna.

## Ejercicio 4

Arrodíllese en el suelo, con la espalda derecha y los brazos estirados hacia adelante a la altura de los hombros. Manteniendo el cuerpo en línea recta, dóblese lentamente hacia atrás tanto como le sea posible, sin esforzarse ni caerse. Ahora regrese despacio a la posición original vertical. A medida que los muslos se fortalezcan, usted será capaz de estirarse más con relativa facilidad. Repita el ejercicio ocho veces.

## Ejercicio 5 *(para las rodillas)*

Arrodíllese con las piernas bien pegadas al suelo. Ahora respire profundamente, arquee el cuerpo hacia atrás y agárrase los tobillos con las manos. Mántengase así, contando hasta cuatro, y vuelva a la posición inicial. Repita el ejercicio seis veces.

## Ejercicio 6 *(para las rodillas y las pantorrillas)*

Siéntese en el suelo formando una gran V con las piernas estiradas. Ahora, con las rodillas un poquito dobladas, hale los talones hacia sí. Luego, estire las piernas y golpee el suelo dos veces con las corvas. Finalmente, con las piernas juntas y estiradas hacia adelante, golpee dos veces el suelo con las corvas. Repita el ejercicio ocho veces.

## Ejercicio 7 *(para las pantorrillas y los tobillos)*

De pie, con los talones en el suelo y los dedos de los pies sobre una guía telefónica, póngase de puntillas, manténgase así mientras cuenta hasta diez y vuelva a la posición original. Repita el ejercicio cinco veces.

### Ejercicio 8 (para las pantorrillas y los tobillos)

Manteniéndose erguida, camine en la punta de los pies a través del cuarto. Después, manteniéndose en la misma posición, retroceda caminando de espaldas.

### Ejercicio 9 (para las pantorrillas y los tobillos)

Manteniéndose erguida, sosténgase en la punta de los pies tan alto como pueda. Cuente hasta seis y relájese. Repita el ejercicio diez veces.

### Ejercicio 10 (para los tobillos)

Siéntese en una silla y cruce las piernas. Con los dedos del pie alto apuntando hacia adelante, haga girar lentamente el tobillo, doce veces en el sentido de las manecillas del reloj y doce veces en sentido contrario. Repita el ejercicio con el otro tobillo.

## Secretos para unas piernas suaves y hermosas

- Mantener las piernas libres de vellos, afeitándoselas o usando cremas depilatorias, cera o guantes abrasivos.

- Usar un estropajo o un guante de fricciones, para frotar con movimientos circulares la piel áspera o "piel de gallina". A las zonas difíciles de tratar, empaparlas en un aceite de baño durante veinte minutos (véase Baños naturales de belleza, página 251). Luego, secarse con golpecitos suaves y masajear con vaselina la zona problemática, y retirar con una gasa la materia sobrante.

- Entonar, estimular y exfoliar la piel con regularidad, en el baño, tomando un puñado de sal de mar fina y frotándola a lo largo de las piernas con movimientos circulares suaves.

- Aplicar diariamente a las piernas una crema humectante, preferiblemente después del baño, cuando la piel esté todavía húmeda. Masajearlas con loción para el cuerpo o con crema para las manos, con movimientos suaves y ascendentes, desde los tobillos hasta las rodillas y desde las rodillas hasta los muslos.

- Si las piernas son más bien "regordetas", usar medias de color café oscuro o de tono gris con zapatos y blusa oscuros y una falda que juegue con éstos y que llegue más abajo de las rodillas, para crear la ilusión de una figura alta y delgada desde el talle a los pies.

- Si se tienen los músculos de las pantorrillas bien desarrollados, hay que evitar ciertos deportes, especialmente el ciclismo, que es ¡un "desarrollador" de pantorrillas!

- A menos que las piernas sean rollizas o tengan algún defecto que esconder, usar medias transparentes.

- No hay que cruzar las piernas de tal manera que un muslo repose sobre el otro, porque al hacer esto se está impidiendo que la sangre circule, lo que puede acarrear el engrosamiento de los muslos y problemas circulatorios.

- Caminar con el cuerpo erguido. Sea cual sea su forma, las piernas se ven mejor si durante la marcha la figura se mantiene erguida, con los pies paralelos y las puntas hacia adelante.

• Para estimular los músculos de las piernas, variar durante el día la altura de los tacones y mantener en la oficina dos pares de zapatos extras, con diferente altura de tacones entre sí y repecto de los que se usan para trabajar.

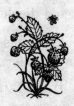

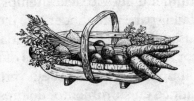

# Los pies

Los pies humanos son el ejemplo más extraordinario de ingeniería anatómica. Cada uno está formado por veintiséis pequeños y delicados huesos, lo que representa la más alta concentración de huesos en el cuerpo, con más de doscientos ligamentos y veinte músculos que contienen, sostienen y acolchan los huesos y articulan y le dan flexibilidad al pie. Todos éstos soportan y equilibran el peso del cuerpo entero en cada paso que damos, lo que, para el habitante de una ciudad, que puede llegar a caminar en promedio entre once y dieciséis kilómetros diarios, constituye una enorme cantidad de pasos.

Sin embargo, esta estructura perfecta, hecha para posibilitarnos caminar, correr, asirnos y balancearnos libremente, se encuentra metida en medias o en calcetines estrechos fabricados con fibras inventadas por el hombre, constreñida por un calzado cuyo diseño se acomoda más a la moda que a los pies y forzada a desplazarse por pavimentos y pisos duros. A pesar de que probablemente llegaremos a caminar en la vida más de ciento sesenta mil kilómetros, no les prestamos a los pies más que una atención superficial hasta que comienzan a doler. Entonces el dolor se muestra en el rostro y en la postura, aunque no necesitemos mirar ese reflejo atormentado para reconocer el efecto que los zapatos nos causan. Los callos, las callosidades y las ampollas hablan por sí mismos. Los tacones demasiado altos afectan el equilibrio al desalinear el eje vertical del cuerpo, lo que se traduce en sufrimiento, dolores de la columna vertebral, molestias en las piernas y fatiga. Todo el mundo está dolorosamente familiarizado con los perjuicios que causan los zapatos que no se acomodan como es debido; por tanto, absténgase de comprarlos, por lindos que le parezcan, mientras no sienta que le quedan perfectamente en todo sentido. Recuerde que aquéllos que no se ajustan debidamente, serán siempre incómodos.

Mi propio remedio para los pies doloridos es el agua y caminar de puntillas. Puede parecer una combinación extraña, pero no hay nada igual a esto para fortalecerlos. Usted puede ensayar dentro de la casa o en el jardín, en un agradable y blando prado. Quítese los zapatos y las medias y camine de puntillas, con los pies desnudos, como si estuviera danzando, durante cinco minutos. Después ponga un asiento junto a la bañera, siéntese con los pies colgando dentro y deje que el agua tibia del grifo o de la ducha de mano corra sobre ellos durante dos minutos, y enseguida pase al agua fría durante un minuto. Este tratamiento terapéutico emplea sólo ocho minutos en total en fortalecer y revitalizar los pies cansados y doloridos.

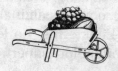

# *Vivificadores para los pies*

- Frotar con un cubito de hielo los pies calientes e hinchados, para aliviarlos y refrescarlos.
- Relajar los pies cansados usando el relajador de la tabla inclinada (véase la página 132).
- Si los pies nos están "matando" de verdad, remojarlos en un recipiente lleno de agua tibia a la que se le haya agregado un puñado de sal de mar o de bicarbonato o una mezcla consistente en una cucharada de bórax y otra de sal de Epsom.
- Reactivar con una fricción los pies maltratados y doloridos: empapar con alcohol puro o vinagre de sidra un paño de lino burdo y frotarse con él los pies por todos lados.
- Echarse polvo de alumbre en los pies cuando estén doloridos y cansados. Esto los aliviará y los revitalizará.
- Deshacerse de la piel vieja una vez por semana frotándose los pies con un puñado de sal gruesa. Concentrarse especialmente en la planta y en los lados del pie.

# *Problemas y soluciones*

## CALLOS

Los callos son el medio con el cual los pies se defienden de las fricciones y de las presiones que se producen por los zapatos que no se ajustan bien a ellos. Usted puede meter los pies en agua tibia salada durante quince minutos y luego usar una piedra pómez para desprender los callos blandos pequeños. Los grandes deben ser extirpados por un quiropodista calificado. Entre tanto, para aliviar la presión, use sobre el callo un anillo acolchado, diseñado con ese fin. No intente quitárselo con una navaja o con una cuchilla de afeitar, porque puede causarse una herida o una infección.

## CALLOSIDADES

Una callosidad es una porción de piel dura producida por el uso de zapatos no apropiados. Aunque es menos dolorosa que los callos, puede causar sensibilidad y ardor que dificultan caminar. Meta los pies en agua tibia y luego suavice el tejido duro con una piedra pómez o con un raspador para los pies, antes de masajearlo con lanolina, aceite de ricino o vaselina. Una callosidad gruesa necesitará varias sesiones de tratamiento.

## JUANETES

El juanete es un engrosamiento de la piel en la cabeza del hueso metatarsiano, que se manifiesta como una hinchazón dura, fea y a veces dolorosa, situada sobre la articulación, en la base del dedo gordo del pie. Puede ser el resultado de medias estrechas o de zapatos pequeños o apretados, pero en muchos casos es una debilidad hereditaria de la estructura del pie que lo coloca fuera del alineamiento normal. Si se busca ayuda profesional en el período inicial, es posible que el juanete pueda tratarse con ejercicios correctivos; pero cuando ya está totalmente desarrollado, posiblemente la única respuesta sea la cirugía. Las mujeres que se han sometido a esta operación, admiten que se trata de una experiencia dolorosa, especialmente cuando han empezado a caminar de nuevo.

## VERRUGAS

Estas son infecciones virales que se manifiestan en forma de excrecencias que nacen hacia adentro y que son dolorosas cuando se presionan. Pueden aparecer aisladas o en racimos. Si se las cubre con un anillo de felpa para aliviar la presión, pueden desaparecer por sí mismas. Si esto falla, hay que recurrir a un quiropodista.

## PIE DE ATLETA

Esta enfermedad, causada por hongos, se llama así porque los atletas corren el peligro de contraerla cuando permanecen descalzos en gimnasios, duchas públicas y piscinas; prolifera en la piel tibia y húmeda y es altamente contagiosa. En general, aparece entre los dedos de los pies en forma de capas que se desprenden, y se extiende con rapidez a las plantas y a otras zonas, produciendo comezón y grietas en la piel muy dolorosas. Debemos lavarnos siempre los pies después de haber estado descalzos en cualquier sitio público y secarlos meticulosamente. Hay que mantener los pies tan limpios, secos y frescos como sea posible y cambiarse las medias diariamente. Hay una gran variedad de preparaciones en forma líquida o en polvo para tratar esta infección, pero si persiste, se debe recurrir a un médico o a un quiropodista.

## UÑAS ENCARNADAS

El problema de que los bordes laterales de las uñas de los pies se encarnen en la piel es causado por la costumbre de cortárselas por los lados hacia abajo en lugar de hacerlo en forma horizontal, y debe ser tratado profesionalmente tan pronto como sea posible, porque después puede ser difícil de remediar. Algunas uñas encarnadas siguen siendo dolorosas toda la vida, simplemente porque no fueron tratadas por un quiropodista desde el comienzo. No se debe tratar de cortarse la uña para liberarla, porque esto puede dificultar aún más el tratamiento.

## SABAÑONES

El estado inflamatorio y doloroso conocido como sabañones es causado por una mala circulación. La manera de abordar el problema desde el punto de partida de la nutrición es aumentar la ingestión de las vitaminas que activan la circulación, tales como la niacina, formulada en conjunto con el complejo B, y la vitamina E. Se puede aliviar aún más esta afección circulatoria así: a) con ejercicios, b) con masajes y c) metiendo los pies en agua fría por treinta segundos y poniéndose luego un par de calcetines de lana; esto es muy beneficioso. Use calcetines, ropa, zapatos y botas hechos de fibras naturales, que no sean ni muy estrechos ni muy pequeños y que no restrinjan la circulación.

# Cuidado de los pies

1   Quite el esmalte de las uñas aplicándoles por uno o dos segundos un algodón empapado en un quitaesmalte oleaginoso y luego límpielas frotándolas.
2   Remójese los pies en agua tibia, en la cual haya disuelto sal de mar o cualquier otro vivificador, duran-

te diez minutos. Emplee un cepillo de cerdas para frotarse los dedos, los talones y las plantas de los pies.

3 Después de lo anterior, sumerja los pies en agua fría por treinta segundos, para activar la circulación.

4 Emplee una piedra pómez para eliminar las callosidades y asperezas.

5 Séquese muy bien los pies, prestando especial atención al espacio entre los dedos.

6 Utilice un cortaúñas para cortarse las uñas en línea recta de extremo a extremo. No deje nunca que las uñas crezcan más allá de la punta de los dedos. Suavice los bordes ásperos con una lima, pero no les dé forma a las uñas.

7 Aplique a las cutículas aceite o crema especiales para ellas y masajéelas. Retírelas hacia atrás con cuidado y limpie las uñas y las esquinas con la punta de un gajo de naranja envuelto en algodón.

8 Revise si alguna porción de piel áspera o "callosa" se ha quedado sin arreglar, antes de masajear los pies con aceite para los pies (véase pág. 250) o con crema para las manos.

9 Púlase las uñas, para estimular la circulación. Hágalo en una sola dirección, no de un lado para otro, porque esto las recalienta.

10 Si quiere aplicarse esmalte en las uñas, meta una tira de tela entre los dedos, para evitar que éstos se manchen. Ponga una base protectora y déjela secar bien. Aplique dos capas de esmalte y deje que cada una se seque perfectamente antes de la siguiente aplicación. Evite los tonos naranja y rojo vivos, especialmente el rojo púrpura, y los matices muy pálidos y metálicos. Los esmaltes claros, rosa suave y

coral favorecen mucho más. Termine con una capa de esmalte transparente y protector.

### *Aceite deleitoso para los pies*

*10 cucharadas de aceite de almendras*
*12 gotas de aceite de clavo*

Mezcle los ingredientes, póngalos en una botella y rotúlela. Con este aceite, hágase un masaje parejo alrededor de los dedos, en las plantas, en los talones y en los tobillos, y con el aceite sobrante masajéese las piernas para suavizarlas y embellecerlas. Este delicioso aceite con olor a selva ayuda a aliviar el cansancio y la tensión de los pies y los mantiene suaves y tersos.

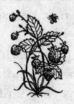

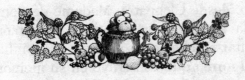

# Baños naturales
# de belleza

El baño semanal es algo del pasado. Tanto la educación como el perfeccionamiento de las instalaciones sanitarias han traído como resultado una mayor frecuencia en las prácticas de higiene personal; pero el baño no es solamente cuestión de aseo. En estos tiempos, con la preponderancia que han adquirido los productos naturales, el baño también es apreciado por su valor cosmético y terapéutico.

A lo largo de la historia, muchas beldades famosas han usado ingredientes naturales en el baño para suavizar y nutrir, entonar y humectar la piel, desde la legendaria Cleopatra, que se complacía bañándose en leche de burra, hasta Madame de Pompadour, la bella amante de Luis XV de Francia, la cual se bañaba diariamente durante varias horas en agua de hierbas. Incluso, ya en el año 212 d.C. los romanos se congregaban en masa en la más elegante y hermosa casa de baños, la de Caracalla, en donde podían escoger entre por lo menos veinticinco tipos diferentes de baños, de los cuales el de aceite era el predilecto de las damas.

Así, cada vez que una mujer entra en una bañera, está adhiriendo al grupo de las más renombradas bellezas del mundo, desde Cleopatra, Madame de Pompadour y Nefertiti, la encantadora esposa de un faraón egipcio, hasta Mumtaz-i Mahal, cuyo esposo, el sha Yahan, la adoraba en tal forma que construyó en su memoria el más maravilloso mausoleo de mármol blanco, el Taj Mahal.

He aquí algunos baños deleitosos que le ayudarán a ser bella a cualquier edad:

## Baño de aceite

El jabón es un excelente solvente, pero incluso los que son bastante grasosos tienden a neutralizar los aceites naturales del cuerpo, lo que se traduce en piel seca. Después de un largo día, cuando usted necesite sumergirse y relajarse dentro de una bañera con agua tibia, pero no tenga ni el deso ni la energía de aplicarse después aceite en el cuerpo, para contrarrestar la sequedad resultante, puede tomar un baño de aceite.

*570 ml de aceite de maíz, oliva,*
*ajonjolí o girasol*
*2 cucharadas de champú para el pelo*
*(común y barato)*
*una cucharadita de agua de colonia*

Ponga los ingredientes en una botella, bátala y rotúlela. Sacuda vigorosamente la botella antes de usar la mezcla. Agregue dos o tres cucharadas al agua corriente.
Este delicioso aceite envuelve el cuerpo en una película fina que le ayuda a preservar la grasa natural mientras lo humecta. Al salir de la bañera, masajéese el aceite con una toalla burda. Esta fricción mo-

derada estimula la circulación y deja el cuerpo en-
tonado y con una sensación suave y sedosa.
**Nota:** Tenga cuidado al entrar y salir de la bañera,
porque el aceite puede dejarla resbalosa.

## Baño de leche

Entre todos los baños de belleza, el baño de leche es la
esencia del deleite. Seguramente usted no dispone, como Cleopatra, de un rebaño de burras para el suministro diario de galones de leche fresca, pero la leche de
vaca fresca y en polvo puede servir lo mismo.

*570 ml de leche fresca*
*225 g de leche en polvo*
*unas cuantas gotas de agua de colonia*
*(opcional)*

Vierta las leches fresca y en polvo dentro de la bañera y revuelva el agua hasta que el polvo se haya
disuelto por completo. Agregue las gotas de agua de
colonia, si lo desea.
Métase en la bañera y, con un estropajo, frótese suavemente el cuerpo con mucha agua pero sin jabón.
Permanezca en remojo durante quince minutos.
La leche alimenta y suaviza la piel áspera, e impar-
te una textura luminosa y satinada a todo el cuerpo. No se jabone, porque echará a perder la leche y
sus efectos terapéuticos.

## Baño de algas marinas

Siempre que voy al mar trato de hacer acopio de algas
marinas frescas, para usarlas en el baño. Ricas en yodo,
son también una magnífica fuente de hierro, calcio, sodio, potasio y fósforo, y un baño preparado con ellas en-

tona la piel, relaja los músculos cansados y tensos y, según se cree, ayuda a quienes quieren adelgazar y están combatiendo la flacidez. Claro está que es más fácil usar algas en polvo compradas en una tienda naturista, pero nada es igual a las algas frescas conseguidas en el mar.

*Unos cuantos filamentos de algas frescas o secas*
*(lavados y picados)*
*o una cucharada llena de cenizas de algas*

Ponga las algas frescas, secas o en polvo dentro del pie de una media vieja limpia, córtela por el tobillo, y cuélguela inmediatamente debajo del grifo del agua caliente, de tal manera que el agua corra a través de la "bolsa". Cuando la bañera vaya por la mitad o los tres cuartos de su capacidad, deje la "bolsa" en remojo por unos quince minutos, al cabo de los cuales el agua deberá estar confortablemente tibia.

Entre en la bañera y frótese el cuerpo con un estropajo antes de quedarse en remojo en el agua por quince minutos.

## Baño de sal de mar

El mejor baño de sal de mar conocido por el hombre es el mismo mar; así que cada vez que vaya a la playa, es bueno que se dé una "zambullida". La sal de mar alivia la tensión muscular y, añadida al agua del baño, es una estupenda manera de entonar, afirmar y estirar la piel suelta y flácida. También proporciona el beneficio de extraer las toxinas de los poros, con lo que afloja y relaja los músculos tensos. La sal, aunque tiene un efecto curativo, tiende a secar un poco la piel; de modo que, si usted la tiene muy seca, agregue un poquito de aceite vegetal al agua salada.

*225 g de sal de mar (fina)*
*2 cucharadas de aceite vegetal (opcional)*

Disuelva la sal en el agua y agregue el aceite, si es necesario. El agua no debe estar caliente porque, si lo está, tiene el efecto de aflojar los músculos y producir flacidez y sequedad en la piel.
Remójese en el agua salada hasta veinte minutos, según el tipo de piel.

## Baño emoliente

Mi abuela materna tuvo una piel suave, sedosa y sin mácula hasta el día de su muerte. Uno de sus tratamientos para mantener la belleza de la piel era el baño emoliente que tomaba dos veces por semana. Es un relajante maravilloso y, como su nombre lo indica, suaviza estupendamente la piel.

*225 g de harina de cebada*
*450 g de salvado*
*12 g de bórax*

Ponga todos los ingredientes en un recipiente con un poco más de dos litros y medio de agua; cúbralo y póngalo a calentar hasta que el agua hierva y luego déjelo a fuego lento por quince minutos. Retire del fuego y deje macerar la preparación durante una hora. Por último, cuele el líquido y viértalo en la bañera a medio llenar con agua tibia.
Mi abuela siempre se quedaba allí en remojo por cerca de veinte minutos, pero, naturalmente, usted puede deleitarse todo el tiempo que quiera.
Nota: El residuo de la mixtura, que quedó después de colar, puede volverse a usar varias veces agregándole un poco más de ingredientes frescos cada vez.

## Baño de vinagre de sidra

El baño es un gran aliado de la belleza pero, al disolver la suciedad, accidentalmente también retira la capa ácida que cubre y protege la piel. Como consecuencia, el cutis se siente tirante y como una máscara después de lavarse. Una manera de restaurar el equilibrio ácido es tomando un baño de vinagre de sidra, que alivia la sequedad y la picazón y a la vez calma, entona y suaviza la piel. Este baño para la belleza también es excelente para mitigar el cansancio y el dolor de los músculos.

*285 ml de vinagre de sidra*

Agregue el vinagre al agua de la bañera, recuéstese y relájese durante veinte minutos — o por más tiempo, si quiere — y al final habrá desaparecido el cansancio y usted se sentirá completamente rejuvenecido.

## Baño de hierbas

Existe la leyenda de que la renombrada beldad francesa Ninon de Lenclos conservó un cutis juvenil durante toda su larga vida, y que, según parece, su belleza sin edad se debía a la mezcla de hierbas que agregaba al agua del baño. Esta receta es casi tan famosa como la celebrada señora.

*1 cucharada de menta*
*1 cucharada de tomillo*
*1 cucharada de romero*
*1 cucharada de espliego*
*1 cucharada de raíz de consuelda (en polvo)*

Coloque todos los ingredientes en una bolsa de muselina o de algodón o en el pie de una media vieja. Vierta agua hirviendo sobre la bolsa cerrada y déjela en infusión durante veinte minutos. Luego, agregue la infusión y la bolsa al agua del baño.

Las siguientes son otras interesantes combinaciones de hierbas:

- Flores de manzanilla, flores de saúco, consuelda y capullos de tilo (limpia y suaviza).
- Salvia, tomillo, espliego, mejorana y hojas de consuelda (relaja).
- Menta, albahaca y romero (calma).
- Flores de saúco, hojas de zarzamora y hojas de geranio (calienta).
- Hojas de laurel (alivia los músculos cansados).
- Menta y hojas de pino (refresca).
- Eucalipto y hojas de pino (relaja).
- Manzanilla, romero, cola de caballo y hojas de pino (limpia y estimula).
- Hojas de caléndula (cura y alivia).

# Dos lociones para el cuerpo

### Loción de agua de rosas y lima

*6 cucharadas de agua de rosas*
*2 cucharadas de jugo de lima (fresco)*
*1 cucharada de glicerina*

Mezcle los ingredientes, póngalos en una botella, rotule y refrigere.

Al contrario de lo que sucede con los aceites para el cuerpo, la piel absorbe con rapidez esta loción ligera y refrescante. Después del baño, masajéese con ella los brazos, las piernas y el cuerpo.

## *Loción astringente de fresa*

*225 g de fresas (bastante maduras)*
*285 ml de vodka o de alcohol industrial*

Ponga las fresas en un frasco grande con tapa de enroscar, agregue el alcohol y tape. Sacuda el contenido varias veces diarias durante tres días. Al cuarto día cuele el líquido dentro de una botella con tapa de enroscar, rotule y refrigere.
Este astringente maravilloso ayuda a quitar las decoloraciones de la piel.

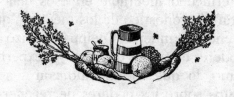

# Hidroterapia
## (tratamientos con agua)

Uno de los más potentes agentes que poseen propiedades terapéuticas capaces de retardar el envejecimiento es el agua.

En la mayor parte del mundo, el agua todavía se emplea primordialmente por sus cualidades limpiadoras o para relajar los músculos tensos, pero en los balnearios de aguas medicinales y en las clínicas que se dedican a rejuvenecer y a retardar el envejecimiento, se ve a hombres y mujeres vadeando, con el agua a la rodilla, fríos arroyos y piletas de agua corriente, para mejorar la circulación de los pies, de las piernas y de los músculos abdominales y para estimular la vitalidad y la inmunidad a las enfermedades. Chorros de agua helada son dirigidos a determinadas partes del cuerpo, para tratar dolencias específicas, desde la artritis y el eccema hasta la diabetes y las enfermedades del corazón. Las curas de agua, en todas sus múltiples formas, también reducen los efectos del estrés, curan el insomnio, revitalizan el organismo y retardan el envejecimiento prematuro.

La terapia con agua comenzó en Baviera alrededor de 1840, cuando Sebastian Kneipp, el hijo de un pobre tejedor, que estudiaba para ser sacerdote, contrajo tuberculosis, enfermedad incurable en esos días. Como no quiso aceptar el pronóstico de los médicos, que era una virtual sentencia de muerte, Kneipp comenzó a leer acerca de los poderes curativos del agua y a experimentar sobre sí mismo, lo que, combinado con sus crecientes conocimientos sobre los poderes de regeneración y de curación del propio organismo, lo condujo a una completa curación. Entonces, enteramente convencido de que el agua entrañaba grandes poderes curativos, el padre Kneipp creó un sistema terapéutico y preventivo con el cual comenzó a tratar a un número creciente de pacientes que o eran muy pobres o estaban demasiado enfermos como para que fuera eficaz un tratamiento médico ordinario. La fama de sus originales métodos y su reputación fueron extendiéndose, y el pueblito de Worishofen, en donde finalmente Kneipp se instaló y practicó sus terapias, se convirtió rápidamente en Bad Worishofen, que es el balneario de su especie más grande de Europa, totalmente dedicado a los tratamientos de Kneipp y al cual siguen concurriendo anualmente miles de personas de todas partes del mundo que quieren tomar una *Kneippkur*. Los métodos de este hombre, que han sido experimentados, mejorados y actualizados, se practican hoy en día en hospitales de todo el planeta, para superar los efectos de lesiones y enfermedades.

# *Reglas básicas*

La hidroterapia puede ser disfrutada en casa pero, para gozar de todos sus beneficios, se deben seguir unas pocas reglas básicas, que son las siguientes:

- Esperar por lo menos una hora, o preferiblemente dos, después de las comidas, antes de tomar un baño o de aplicar al cuerpo cualquier tratamiento con agua.
- Durante la menstruación, evitar los baños con agua fría o cualquier otro tratamiento con agua que tenga que ver con la parte baja del cuerpo. Éstos deben restringirse sólo a la parte alta del mismo.
- No tomar nunca un baño frío cuando el cuerpo esté frío.
- Antes de tomar un baño, asegurarse de que el cuarto de baño esté agradablemente tibio.
- Evitar los baños calientes de 35° C y más; como aflojan los músculos, su efecto es contrario a la firmeza que se busca.
- Cuando el tratamiento sea con agua fría, comenzar por agregársela al baño tibio, hasta que la temperatura haya bajado, para evitar así el choque inicial anterior a la aclimatación del cuerpo.
- Acostarse y reposar durante treinta minutos, por lo menos, después de un baño tibio, a fin de obtener todos los beneficios del tratamiento.
- Después de un baño frío, calentarse rápidamente haciendo ejercicio o reposando en una cama tibia.

## *Tratamientos especiales*

### BAÑOS DE ASIENTO O BAÑOS "DE JUVENTUD"

Los baños de asiento se emplean para aliviar el estrés, las hemorroides, el estreñimiento, la diarrea, las enfermedades del útero propias de la mujer, y las enfermedades genitales y urinarias comunes en los hombres; pero a mí me gustan porque activan la acción inmunitaria, contrarrestan la fatiga y estimulan.

Llene a medias la bañera de agua fría (no helada) y siéntese adentro, a lo ancho, con las piernas colgando por fuera, de tal manera que el abdomen y la parte baja del cuerpo queden cubiertos. Quédese allí entre tres y cinco minutos y no más. Salga de la bañera y séquese antes de meterse en la cama tibia. Cuando usted haya tomado varios baños de asiento y se haya acostumbrado a ellos, baje la temperatura del agua un poquito cada vez hasta que pueda tomar un baño bien frío en forma confortable.

## EL TRATAMIENTO DE LOS PIES DESNUDOS

Éste es otro de los tratamientos de agua fría de Kneipp que sirven para producir el calor vital que estimula la circulación y fortalece el sistema inmunitario.

En Baviera hay hermosos parajes por donde caminar, pero el tratamiento puede también ejecutarse fácilmente y con eficacia en el espacio cerrado del jardín de su casa. Consiste en caminar con los pies desnudos sobre el prado humedecido por el rocío, la lluvia o el riego, durante quince a cuarenta y cinco minutos cada día. Inmediatamente después, con los pies aún húmedos, póngase unos calcetines secos y los zapatos y salga a caminar durante diez minutos, en forma acelerada al comienzo, para luego ir desacelerando gradualmente hasta alcanzar un ritmo más confortable.

## CAMINAR EN EL AGUA

Éste es otro de los tratamientos de Kneipp, consistente en que los pacientes caminan descalzos en piscinas y arroyos durante todos los días del año. Los afortunados que viven junto al mar pueden "chapotear" todos los días, pero se pueden alcanzar parecidos resultados caminando dentro de una bañera con agua fría.

Caminar dentro del agua protege contra las infecciones y contra el deterioro causado por la vejez, reduce el estrés y así mejora los desórdenes relacionados con éste, como dolores de cabeza y jaquecas; y cuando se practica antes de acostarse, ayuda a los que tienen dificultades para conciliar el sueño.

Con el vestido puesto y sólo los pies y las piernas desnudos desde las rodillas, métase en la bañera con agua fría y camine en el sitio, sacando un pie fuera del agua antes de avanzar con el otro, como si estuviera ejercitándose en forma exagerada en una máquina para caminar. La reacción inicial puede ser o una agradable sensación cálida, o un dolor frío seguido de calor. Comience por caminar dentro del agua durante unos veinte segundos y, a medida que el organismo se vaya aclimatando, aumente gradualmente la duración, hasta llegar a un par de minutos. Al salir de la bañera, sin secarse, póngase un par de calcetines secos y tibios y los zapatos; caliéntese haciendo ejercicio o moviéndose.

## LA *BLITZGUSS* O DESCARGA DE AGUA

Una verdadera *blitzguss* o descarga de agua sólo puede ser ejecutada por un terapeuta profesional que se sirve de un poderoso chorro de agua, pero se puede conseguir un efecto similar con una ducha de mano o con la propia ducha del baño. Cuando este tratamiento se lleva a cabo todos los días, aumenta la inmunidad contra las infecciones, revitaliza y ayuda a retardar el proceso de envejecimiento; pero sólo debe seguirse cuando el organismo haya sido fortalecido mediante otros tratamientos descritos aquí.

Comience por ducharse con agua tibia de manera normal y, cuando su piel esté rosada y cálida, cierre el grifo del agua caliente y dirija el agua fría hacia la cara, los brazos, las piernas, las partes superior e inferior del tronco y hacia la espalda. Toda la operación debe llevarla a cabo en no más de treinta segundos. Salga de la bañera o de la ducha, elimine con suaves golpecitos el exceso de humedad, envuélvase en una bata de baño y manténgase abrigado.

## EL *WECHSELBAD* O BAÑO ALTERNADO

Este tratamiento, que es una buena forma de aumentar la resistencia a las infecciones, porque estimula la circulación, era la fórmula preferida de Gayelord Hauser, un nutricionista que se convirtió en una especie de leyenda en su tiempo.

Métase en la bañera con agua templada y, después de lavarse, permanezca de espaldas y relájese. Cuando se sienta en calma y refrescado, sáquele a la bañera la mitad del agua antes de abrir el grifo del agua fría. Mezcle el agua tibia con la fría. A medida que el agua se vaya enfriando, su cuerpo comenzará a estremecerse. Cuando hayan pasado tres minutos, levántese, séquese con una toalla, métase en la cama tibia y repose durante una media hora.

## LA *BLITZGUSS* FRÍA
### O DESCARGA DE AGUA FRÍA EN LA CARA

Este tratamiento facial, consistente en lanzar a la cara un chorro de agua, estimula el suministro de sangre al cutis, y así nutre, entona y afirma la piel flácida. Es también un famoso y eficaz método para prevenir el envejecimiento del rostro conservando una piel joven.

Una ducha de mano corriente o el grifo del agua fría se pueden acondicionar para producir un chorro fino, simplemente quitándole la roseta a aquélla o acoplando al grifo una manguera plástica con una abertura de menos de centímetro y medio.

Inclínese sobre la bañera y, con la ducha o con la punta de la manguera a una distancia de cinco a ocho centímetros del rostro, abra el agua fría de tal manera que corra suavemente y sin salpicar. Comience por dirigir el chorro en redondo de la cara varias veces. Luego, muévalo de arriba abajo y de un lado para el otro y devuélvase. Después muévalo a través del rostro, comenzando por la sien y terminando en el lado opuesto del mentón. Por último, vuelva a trazar los círculos del comienzo varias veces. Por medio de golpecitos suaves, elimine el exceso de humedad con una toalla y deje que la cara se seque naturalmente. La totalidad del tratamiento no debe durar más de un par de minutos.

# Tabla de progresos

| | Día 1 | Día 2 | Día 3 | Día 4 | Día 5 | Día 6 | Día 7 | Total semanal | Meta semanal |
|---|---|---|---|---|---|---|---|---|---|
| **DIETA** | | | | | | | | | |
| *Proteínas* | | | | | | | | | |
| Hígado, pescado, pollo, carne (magra), huevos (por porción) | — | — | — | — | — | — | — | — | 7 porciones |
| *Vitaminas* | | | | | | | | | |
| A (UI) | — | — | — | — | — | — | — | — | 35-70 000 UI |
| B (complejo) (por tableta) | — | — | — | — | — | — | — | — | 7-14 tabletas |
| C (mg) | — | — | — | — | — | — | — | — | 700-20 000mg |
| D (UI) | — | — | — | — | — | — | — | — | 2 800-4 200 UI |
| E (UI) | — | — | — | — | — | — | — | — | 980-2 800 UI |
| Multiminerales y elementos residuales (tabletas) | — | — | — | — | — | — | — | — | 7-14 tabletas |
| *Alimentos suplementarios por cucharadita* | | | | | | | | | |
| Melaza negra | — | — | — | — | — | — | — | — | 14 cucharaditas |
| Levadura de cerveza | — | — | — | — | — | — | — | — | 14-21 cucharaditas |
| Germen de trigo | — | — | — | — | — | — | — | — | 21-35 cucharaditas |
| Otros: | — | — | — | — | — | — | — | — | |
| *Líquidos (por vaso)* | | | | | | | | | |
| Jugos de verduras | — | — | — | — | — | — | — | — | 14 vasos |
| Jugos de frutas | — | — | — | — | — | — | — | — | 14 vasos |
| Agua | — | — | — | — | — | — | — | — | 28 vasos |
| *Alimentos crudos* | | | | | | | | | |
| Ensaladas (por porción) | — | — | — | — | — | — | — | — | 7-14 porciones |
| Frutas (unidad) | — | — | — | — | — | — | — | — | 14 unids. (min.) |
| Peso | — | — | — | — | — | — | — | — | véase tabla de pesos |

|  | Día 1 | Día 2 | Día 3 | Día 4 | Día 5 | Día 6 | Día 7 | Total semanal | Meta semanal |
|---|---|---|---|---|---|---|---|---|---|

**EJERCICIOS (minutos)**

(con rapidez, para aumentar la actividad del corazón y hacer sudar)

Caminar

o nadar

o bailar

| u otros | — | — | — | — | — | — | — | — | 60-210 minutos |

**TRATAMIENTOS (número)**

*Piel y cuello* (excluir
limpieza básica, lavado

| y humectación) | — | — | — | — | — | — | — | — | 7-14 tratamientos |

*Cabello* (excluir champú,
acondicionamiento
[tratamientos con aceite
caliente], arreglos,

| secado y teñido) | — | — | — | — | — | — | — | — | 2-7 tratamientos |

*Manos y uñas*
(excluir la aplicación

| de esmalte) | — | — | — | — | — | — | — | — | 2-7 tratamientos |

| *Piernas y pies* | — | — | — | — | — | — | — | — | 2-7 tratamientos |

| *Baños (tratamientos)* | — | — | — | — | — | — | — | — | 2-7 tratamientos |

*Hidroterapia*

| *(tratamientos)* | — | — | — | — | — | — | — | — | 3-7 tratamientos |

| **SUEÑO** | — | — | — | — | — | — | — | — | 49-56 horas |